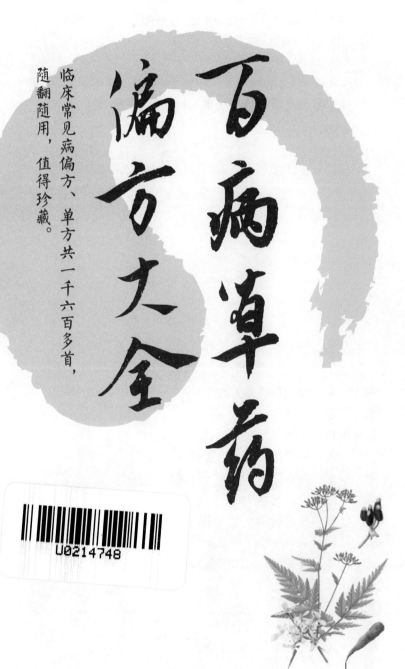

百病草药偏方大全

临床常见病偏方、单方共一千六百多首，随翻随用，值得珍藏。

名中医世家 陈谦 编著

U0214748

海峡出版发行集团
THE STRAITS PUBLISHING & DISTRIBUTING GROUP

福建科学技术出版社
FUJIAN SCIENCE & TECHNOLOGY PUBLISHING HOUSE

图书在版编目（CIP）数据

百病草药偏方大全 / 陈谦编著 . —福州：福建科学
技术出版社，2018.3（2019.1重印）
ISBN 978-7-5335-5543-6

Ⅰ .①百… Ⅱ .①陈… Ⅲ .①土方 - 汇编 Ⅳ .
① R289.2

中国版本图书馆 CIP 数据核字（2018）第 024936 号

书　　名	**百病草药偏方大全**	
编　　著	陈谦	
出版发行	海峡出版发行集团	
	福建科学技术出版社	
社　　址	福州市东水路76号（邮编350001）	
网　　址	www.fjstp.com	
经　　销	福建新华发行（集团）有限责任公司	
印　　刷	福州华悦印务有限公司	
开　　本	700毫米×1000毫米　1/16	
印　　张	17.5	
图　　文	280码	
版　　次	2018年3月第1版	
印　　次	2019年1月第2次印刷	
书　　号	ISBN 978-7-5335-5543-6	
定　　价	38.00元	

书中如有印装质量问题，可直接向本社调换

百年珍藏百姓藥方

一書在手代代相傳

丁酉十二月勝凱

提词人，陈胜凯，著名书法家。厦门大学教授、书法博士、博士生导师。

前 言

　　民间中医药偏方、秘方、单方，经受千百年的实践考验，世代相传。它是我国中医药宝库中重要组成部分，在群防群治中发挥了重要作用，故可作为家庭保健常备书籍，供学习使用时借鉴。

　　本书共收集整理了古今民间偏方、秘方、单方共 1639 首，有祖传秘方，有效偏方、单方，含内、外、妇、儿、五官、传染、皮肤、男性病症、精神、肿瘤科等，涉及常见病及疑难杂症和食疗等。所选处方，均经许多热心同仁长期临床验证和编者从医 60 余年追踪观察、整理、筛选，可供基层临床医务工作者和有志学习中医药、中草药的朋友在实践应用中选择参考。本书还收录历代补益食疗常用方选，供亚健康人群选用时参考。

　　本书集在书写时，尽力多选实用性较强的方药，并兼顾到药用、补益、食用、预防等诸多方面内容，力求达到通俗、易懂、实用、方便之目的。读者在参照使用时，务请因病情、因病体、因药材、因临床体征症状变化和客观检查报告单为依据，斟酌慎选应用，避免盲目性、随意性。

　　编者从事临床工作逾半个世纪，诊治病人达二三十万人次，在治好了不少病人的同时，也遇到了不少难以治愈的病人和受伤者，他们四处寻医，吃尽了苦头，花光了钱财，还欠下一身债。病灾使他们家庭生活一落千丈，到头来却只能眼巴巴地看着亲人不治而死，悲痛不堪！但也闻见一些病人，在民间偏方、秘方、单方的救治下，出现奇迹，重获新生，令众人称奇，令医者惊讶。这一桩桩现实，让编者常常陷入深思，并下决心学习研考古今流传于民间的偏方、单方，寻觅挖掘藏于民间的秘方，并努力收集、验证，有针对性地慎重应用、推广。

　　方不嫌多，多可供选，余地开阔；方不嫌少，取其精华，少亦珍贵。所以，编者不厌其烦地认为所奉诸方，皆应被视为珍品奇方，不随意放弃，不任意修改，按原意、原文所记录整理，如今奉献给读者参考。

　　由于我国地域辽阔，地方语言众多，献方者在口述、文传中存在差异，又因编者水平有限，不敢妄改。粗陋之处，在所难免，祈读者见谅。

陈谦 于 2017 年 10 月 1 日

001/ 治内科病症方

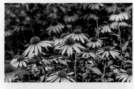

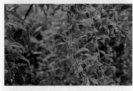

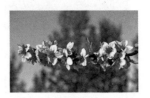

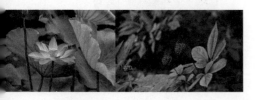

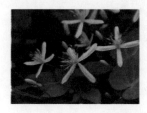

067 / 治骨伤外科病症方

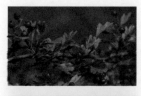

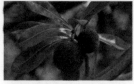

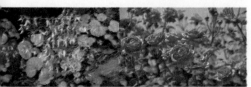

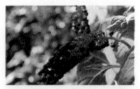

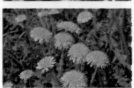

123 / 治妇产科病症方

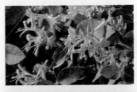

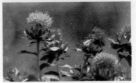

143 / 治五官科病症方

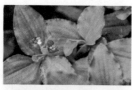

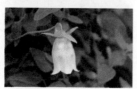

165 / 治皮肤病症方

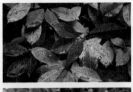

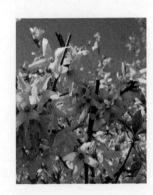

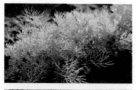
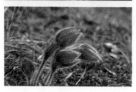
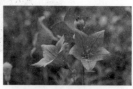
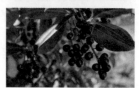

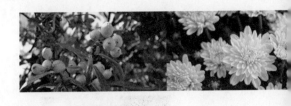

219/ 治精神类疾病方

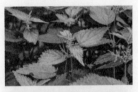

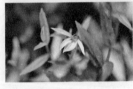

215/ 治肿瘤科病症方

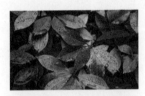

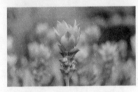

223 / 历代补益汤选

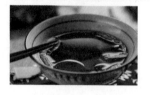

233 / 历代补益粥选

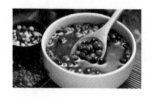

239 / 历代补益茶选

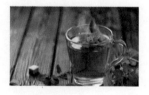

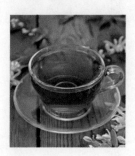

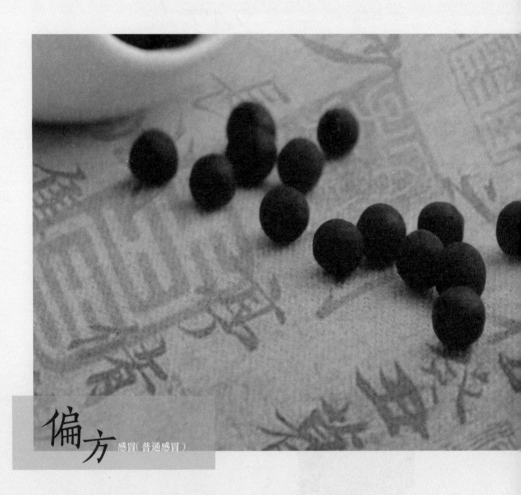

偏方 感冒（普通感冒）

1. 盐肤木、枫香根、蛇莓、一枝黄花各 15 克，可单用或联合使用，普通感冒单用时，任选一种，用量 20 ~ 30 克，水煎服。

2. 轻症伤风感冒，用葱白、生姜 15 克，水煎 1 小碗，服下入睡。出汗即愈。

3. 糯米 30 克，生姜 7 片，加水约 1 升，米煮熟后加入带须葱白 7 节，好米醋 10 毫升，再沸 1 分钟，趁热吃粥。盖被，取微汗，立效。

治

内科病症方

治内科病症方

感冒（普通感冒）

感冒内服方：

① 盐肤木、枫香根、蛇莓、一枝黄花各15克，可单用或联合使用，普通感冒单用时，任选一种，用量20~30克，水煎服。

（编者按：联合使用时用于流行性感冒。）

② 轻症伤风感冒，用葱白、生姜15克，水煎1小碗，服下入睡。出汗即愈。

③ 糯米30克，生姜7片，加水约1升，米煮熟后加入带须葱白7节，好米醋10毫升，再沸1分钟，趁热吃粥。盖被，取微汗，立效。

④ 紫苏叶16克，水煎服。可加红糖。

⑤ 大青叶或板蓝根20克，水煎服。

⑥ 蒲公英60克，水煎服。

（编者按：此方适合有发热伴咽痛、咳嗽者。）

⑦ 生梨1个，洗净连皮切碎，加冰糖适量，炖水服。

⑧ 一枝黄花全草（干品）30克，水煎服。

（编者按：本方用于治疗感冒400余例，上呼吸道感染、急性扁桃体炎、咽喉炎300余例，有效率90%以上。）

⑨ 香薷40克，用开水冲泡，加盖闷20分钟，温服，可复煎2次。

（编者按：此方适用于暑天大汗后受寒感冒，恶寒发热，咳嗽胸闷，头晕乏力，全身酸痛。）

⑩ 白萝卜150克，生橄榄8个，炖水代茶饮。

⑪ 樟树皮16克，生姜5片，水煎服。

（编者按：本方对感冒初期有效。）

⑫ 连翘15克，细辛5克，水煎服。盖被取汗。

（编者按：本方适用于感冒头痛较重者。）

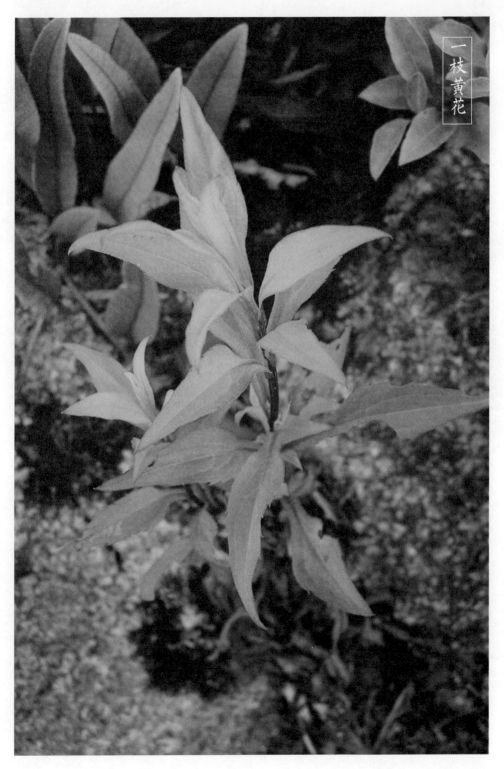

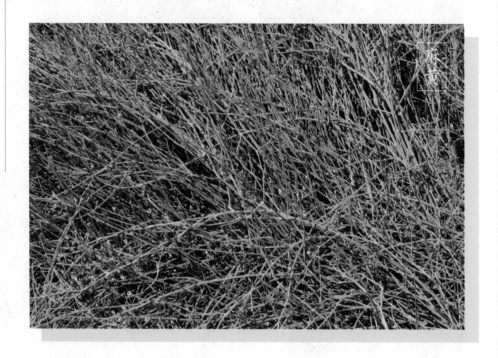

麻黄

13 白菜根（干）1块，红糖50克，生姜3片，水煎服。

14 鲜葱白、淡豆豉各10克，小火煎沸10分钟后，去渣1次性温服，每日2剂。

15 鲜葱白16克，鲜生姜（连皮）10克，共捣碎，水煎时加盖，去渣加糖，温服后捂被出微汗为佳，每日2剂，3日见效。

16 麻黄10克，桂枝、杏仁、紫苏各6克，甘草5克，水煎温服。

（编者按：本方适用于感冒恶寒、发热、鼻塞、流清涕、咳痰稀白、不出汗、不口渴、有周身酸痛者。）

感冒外治方：

1 闻洋葱片，瞬间鼻塞通畅。

2 葱白6根，切碎后，用开水冲泡，趁热熏鼻。

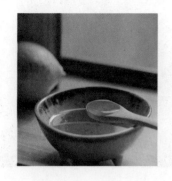

 咳 嗽

① 上火痰少咳嗽：食梨或以梨汁加蜜、生地黄，同熬粥稠后口含；以大枣、桑叶、山野花蜜同熬汤服；甘蔗汁、青高粱米煮粥食；单味沙参30克，水煎服。

② 虚劳咳嗽：以猪肺净后，加麻油炒食；羊胰加大枣浸泡饮服；鳖同柴胡、前胡各10克，煮汁饮食；人参10克，加鹿茸胶8克煎服或加鸡蛋清于五更时调服；常炖食羊肉加黄芪、黄精各10克。

③ 风寒咳嗽：以蜂房烧研成末，开水冲服；以鲫鱼烧研成末饮服；鸡蛋白加麻黄适量研成末调服；百部浸酒饮服，或煎成膏食用。

④ 痰湿咳嗽：以白果、榧子适量煎服；以橘皮加甘草制成丸，服7日，亦可加神曲、生姜蒸饼制丸常食；以莱菔子煎汤或莱菔子熬粥食。

⑤ 干咳者：将黑的生芝麻20克，冰糖、陈皮各10克，共捣烂后于每日清晨空腹时冲开水服，忌食海鲜3日，可痊愈。

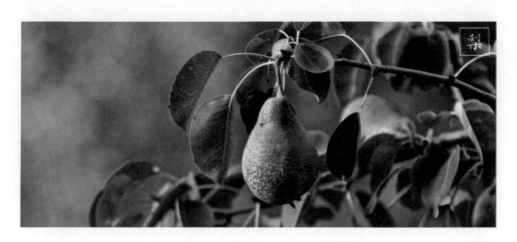

梨

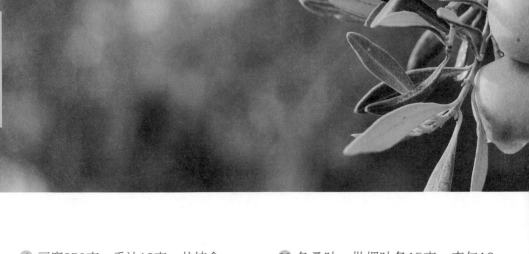

⑥ 豆腐250克，香油12克，共炖食，日服1次，连服3日。

⑦ 生橄榄20粒，打碎，与冰糖30克同炖，镇咳效良。

⑧ 取霜后丝瓜藤60克，甘草6克，水煎1次服，连服1周。应忌烟酒、辛辣及热性食物。

⑨ 沙参100克，纳入老母鸡（去内脏）肚内，缝上后，炖熟，于腊月天，逢九服用1剂，专治冬季气管炎发作。

⑩ 射干、车前草、葛根各15克，白果10克，侧柏叶25克，水煎至1茶盅，1～4岁儿童分数次服，24～26小时内服完，治小儿急性咳嗽效果良好。

⑪ 露蜂房1个，用芝麻将房孔填满，放锅内焙干、研细。成人每次15克，每日3次，温开水冲服，儿童逐减。一般服2剂即可。

⑫ 冬桑叶、枇杷叶各15克，杏仁12克，加水150毫升，小火炖10分钟，去渣加蜂蜜，调匀，1次服完，每日2剂。

（编者按：本方适用于感冒后仍咳嗽不止、伴咽喉不适者。）

⑬ 鱼腥草、炙桑白皮各18克。土贝母10克，粉甘草6克，水煎20分钟，连煎2次，合并煎液，分2次服，每日1剂。

⑭ 生鸭梨1个，去皮去核，切块，放置碗中，加入冰糖，隔水炖1小时后，吃梨喝汤，每日早晚各服1次。如咳嗽较重，可加入川贝粉6克冲服。

（编者按：本方适用于咳嗽咽干、痰少难于咳出者。）

⑮ 鲜茄子100克，蜂蜜30毫升。先将茄子洗净剖开，置碗中蒸烂后，调入蜂蜜，1次食完。

（编者按：本方适用于慢性咳嗽，常

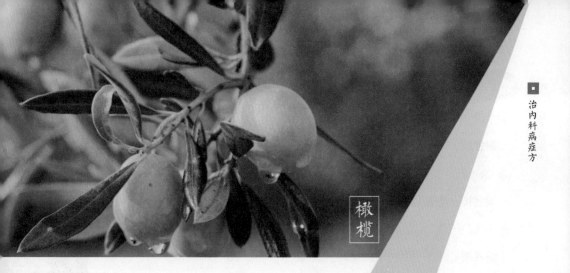

橄榄

年不愈，粪便偏干而难解者。）

⑯ 陈佛手8克，陈皮9克，沸水冲泡，密盖15分钟后，当茶频饮。适用于慢性咽炎，清晨清痰多、起泡沫、胸闷者。

⑰ 紫苏兜7个，鸡蛋1个，待紫苏兜蒸煎15分钟后，将浓汤冲入打散鸡蛋花内服，早晚各1剂。

（编者按：本方适用于久咳不愈者。）

⑱ 南沙参16克，水煎服，每日1剂。适用于肺热咳嗽，面红口干、痰稠、胸痛者。

⑲ 天冬、麦冬、知母、贝母各4克，水煎服，每日1剂。

（编者按：本方适用于肺燥干咳，咽痛、声嘶、口渴者。）

⑳ 天花粉36克，党参26克，共研末，每次取4克，用米汤送服，每日3次。

（编者按：本方适用于虚热咳嗽，低热、动则气短者。）

㉑ 五味子、党参、黄芪、熟地黄、紫菀、蜜制桑白皮各8克，水煎2次，取浓液，加蜂蜜1匙，1日1次，趁热服。

㉒ 党参、陈皮、桔梗、苏子、五味子各8克，水煎25分钟，每日1剂，空腹时温服。

（编者按：本方适用于老人咳嗽难卧者。）

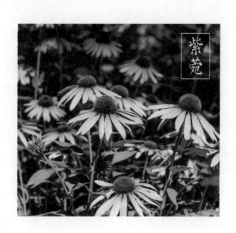

紫菀

咯血（肺气管或喉头出血）

① 鲜茅草根（地下白根）200克，水煎服，每日2剂。

（编者按：本方适用于咯血，咳嗽较重者。）

② 款冬花、百部、百合各20克，水煎服，每日2剂。

（编者按：本方适用于咯血，咳嗽较重者。）

③ 地榆16克，麦冬10克，水煎服，每日3次。

（编者按：本方适用于咯血鲜红者。）

④ 取白萝卜、雪梨各100克，去皮切碎，加水200毫升，冰糖30克，分2次炖服，连续3日。

⑤ 虚劳咯血，以猪心肉包埋沉香、半夏末，煨食；以人参、阿胶各6克，五味子9克，烧烤研末，用汤冲服。

⑥ 火郁咯血，以头发灰加童子尿饮服；杏仁、干柿同煨熟，每日使用；取韭汁伴童尿饮服；麦冬、桔梗各10克，水煎服。

⑦ 取柳絮（开花时）焙干，研成细末，每次以米汤送服6克，连服几日，必显大效。

⑧ 取枇杷叶30克，刷去绒毛，切碎，加金线吊葫芦、地苓草（鲜）各30克，水煎服。

⑨ 仙鹤草、炒生地黄各30克，水煎2次，合并煎液，分2次服完，每日1～2次。

（编者按：本方适用于一连咯血数口兼有口干咽燥者。）

⑩ 白果、麻黄、杏仁各16克，甘草6克，水煎服，每日1剂。

（编者按：本方适用于患支气管扩张引致咯血鲜红者。）

哮喘

① 鲜野花生根250克（半斤），瘦猪肉100克，萝卜子12克，炖服。

② 地龙干粉160克。灵芝粉30克，每日3次，每次20克，开水吞服。

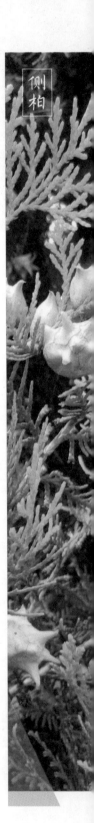

侧柏

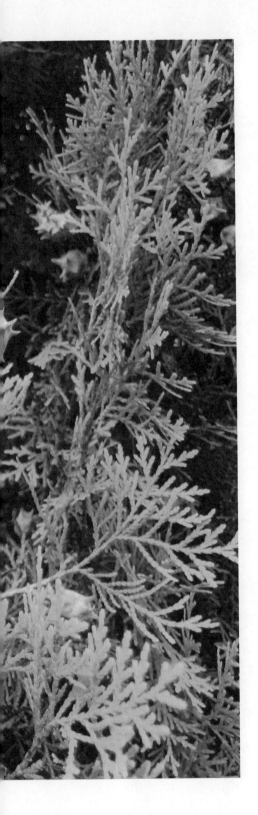

③ 地龙干粉25克，温火炒微黄后，每次8克，每日2次，加白糖冲开水服。

（编者按：忌吃酸辣食物。）

④ 猪肺1具，百合100克，麻黄10克，冰糖50克，煮食。

⑤ 取霜后茄子梗50克，水煎加冰糖服，每日1～2次。

⑥ 将麻黄150克，杏仁200克，净棉子500克，分别炒微黄后研细末，成人日服3次，每次10克，开水冲服，奇效。

⑦ 紫皮蒜60克，捣成泥后加入红糖置砂锅中，加适量水熬成膏，每日早晚各服1次。

⑧ 洋葱含3种抗炎物，可抑制组织胺活性。

（编者按：经德国科学家证实，吃洋葱可使哮喘概率降低一半左右。）

支气管炎

① 经霜萝卜适量，切碎，煎汁代茶饮。

（编者按：本方适用于症状较轻者。）

② 黑苏子10克，白芥子（打碎）9克，莱菔子（打碎）12克，水煎服。

（编者按：本方适用于咳嗽气急者。）

③ 白茅根15克，仙鹤草、生侧柏叶各30克，水煎服。

（编者按：本方适用于咳嗽出血者。）

④ 蚯蚓干，焙研细末，每次服10克，每日

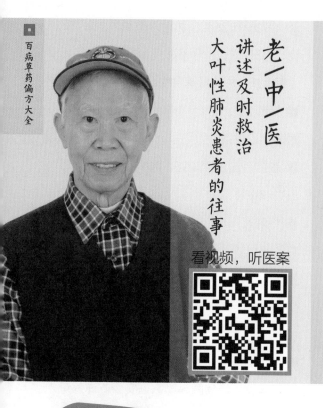

老一中一医

讲述及时救治

大叶性肺炎患者的往事

看视频，听医案

2～3次，饭后开水吞服。

（编者按：本方适用于有肺热哮喘者。）

5 海螵蛸，焙干研末，每日3次，每次开水吞服9克。

（编者按：本方适用于哮喘乏力者，同时可酌加党参12克，冰糖炖服。）

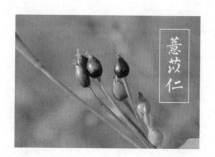

薏苡仁

大叶性肺炎

① 鱼腥草30克，水煎服，连服数日。

② 桔梗9克，鱼腥草30克，水煎服。

（编者按：本方适用于痰咳不爽者。）

③ 茅根、鱼腥草各30克，银花、连翘各18克，水煎服。

以上处方多用于病症较轻者，重症病人应配合抗生素治疗。

肺脓肿

① 陈年腌荠菜卤1杯，煮鸡蛋吃。

② 芙蓉花25～30克，水煎服。可酌加冰糖或白糖。

③ 薏苡仁200克，百合50克，加水5碗，煎成2碗，每日1剂，分3次服完。

（编者按：本方适用于肺炎症见咳嗽、胸痛、气促、痰臭者。）

④ 芦根60克，薏苡仁、冬瓜子、桃仁各20克，水煎2次，合并药液，分2次服。

（编者按：本方适用于肺痈后期患者。）

⑤ 野荞麦（金荞麦）60克，黄酒100毫升，加水40毫升，药缸盖严，隔水炖40～50分钟，去渣趁热温服。每日1～2剂。

（编者按：本方适用于肺脓肿久治不愈者。连服1周后，可排出大量腥臭样痰，尔后渐愈。）

⑥ 金银花150克，麦冬60克，玄参90克，茯苓、白芍各9克，黄芩、天花粉各10克，鱼腥草20克，甘草12克，水煎40分钟，分2次服完，每日1剂，连服7～14日。

（编者按：编者曾用本方，随症加减，成功治愈肺脓肿6例。患者不仅临床症状消失，且经摄像、化验证实痊愈。）

⑦ 鱼腥草、冬瓜仁、鲜薏苡仁各50克，捣烂，水煎服，连服1～2周。鱼腥草、生薏苡仁、冬瓜仁各30克，鲜芦根60克（干品减半），桃仁20克，连煎2次，每次半小时，合并煎液，每日服2次。

（编者按：本方适用于胸痛初起伴有发热或脓性痰夹血者。）

支气管扩张

① 莲子25克，茅根50克，鲜藕60克，大枣5枚（去核），水煎服，日服1剂。多数服3剂后咯血停止。

② 白及26克，血余炭12克，小蓟6克，共研末，分成6份，每日2次，每次1份，对于咯血有良效。

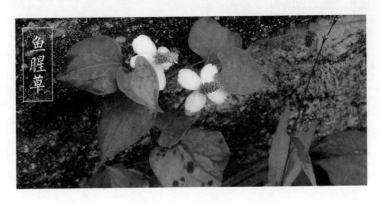

鱼腥草

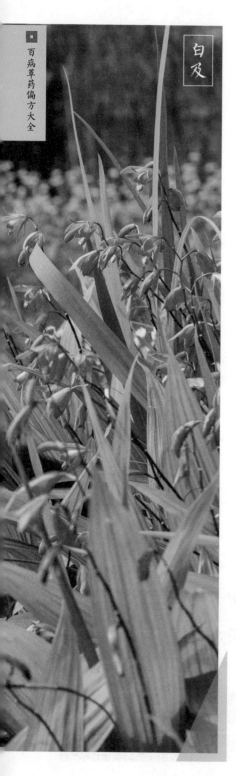

白及

硅沉着病（矽肺）

① 鲜萝卜、鲜茅根各120克，洗净，捣烂绞汁服。

② 白及研粉，每日15克，分2～3次服，酌加白糖适量。3个月为1疗程。

睡眠性呼吸暂停综合征（打呼噜）

临睡前取花椒5～10粒，泡开水1杯，待凉后去花椒服下，连服6日。

心悸

① 猪心1个，加入朱砂3克，炖服。

② 猪心内血加青黛、朱砂各10克，制成丸分2日服用。

③ 自然铜6克，或铁粉30克煮饮服。

④ 酸枣仁12克，煮汁饮服。

⑤ 人参、麦冬、茯苓各10克，水煎后饮服。

⑥ 朱砂10克，猪心1个。先将猪心煮熟后切碎，拌入朱砂，2日内分4次服完。

（编者按：此方对心悸伴易惊恐者有效。）

⑦ 夜交藤25克，黄芪、当归、枣仁、陈皮各15克，人参、甘草各10克，水煎2次，合并煎液分2次服完，每日1剂。

（编者按：此方对心悸兼头昏、面色苍白者有效。）

⑧ 龙骨、牡蛎（均煅）各30克，人参10克，白酒50毫升，水煎服，每日1剂。

（编者按：对于心悸兼头昏、胸闷、气短者有效。）

⑨ 桃仁、红花、熟地黄、桂枝各16克，木香10克，朱

砂3克（冲服）。先将前5味药水煎20分钟后，再加黄酒1小盅，冲朱砂粉，分2次服完。

（编者按：本方适用于心悸兼见唇、甲紫者。）

胸痛

① 木香、郁金香各10克，水煎25分钟后，去渣，黄酒少许冲服，每日2次。

（编者按：本方适用于胸闷而痛者。）

② 朱砂2克，姜汁10毫升，混合调匀后内服，每日3次。

（编者按：本方适用于胸痛伴有恶心呕吐者。）

③ 麻黄、竹叶、甘草各10克，杏仁、牛蒡子各15克，石膏50克，水煎服，每日2次。

（编者按：本方适用于胸痛兼有发热畏冷、痰黄稠者。）

④ 青皮、陈皮、桃仁、川楝子各10克，柴胡6克，水煎2次，合并煎液，分2次服，每日1剂。

（编者按：本方适用于外伤性胸痛，痛无定处伴胸闷、气急胀满者。）

⑤ 党参、当归、陈皮各16克，三棱、莪术、青皮、乳香、没药各10克，甘草6克，水煎，合并2液，分2次服完，每日1剂。

（编者按：本方适用于胸部陈旧损伤，经常隐隐作痛者。）

心绞痛

① 玉竹30克，水煎服，每日1剂。

② 老茶树根50克，老酒适量，水煎2次，临睡前1次服，连服1月余。

③ 万年青30克，红糖适量，加水1000毫升，浓煎至50毫升，滤清液分3次服。

④ 土牛膝、臭梧桐、生玉竹各15克，灯心草6克，水煎服。

⑤ 炙五灵脂10克，生炒蒲黄6克，小火煎15分钟，倒出药液，再煎15分钟，合并煎液，分2次服完，每日1剂，连服3～4日。

（编者按：适用于心绞痛，胸闷，心前区有一闪而过的疼痛感。）

附：抗血小板凝结：实验与实践证明，洋葱有对抗血小板凝结作用。常食洋葱30克可防止血小板凝结而致的血栓形成、血管堵塞，能有效地降低心、脑血管堵塞和破裂的概率。

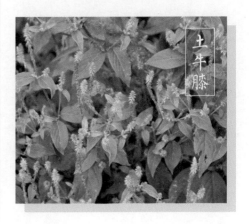

土牛膝

心律失常

炙甘草15克，苦参、五味子各20克，水煎服，每日1剂，连服7日。

冠状动脉粥样硬化性心脏病

① 选上好的花生壳60克，绿豆20克，水煎后，1日2次，连服2周。

② 太子参30克，丹参、南沙参各15克。加井水先小火煎30分钟后倒出药液，再中火煎20分钟，合并药液，分2次1日服完，连服3日。

（编者按：适用于冠心病心虚，心悸不宁者。）

先天性心脏病

① 朱砂3克，塞入猪心中，蒸熟后分多次食。

② 白参粉，入猪心内，于砂锅中煮熟吃。

（编者按：用红参亦可。）

③ 白扁豆150克，先煮熟，加入粳米150克，人参粉3克，共煮粥吃。

风湿性心脏病

① 茶树根30克，黄酒少量，再加适量水，煎服。

② 土牛膝、臭梧桐根、白河车各30克，灯心草3克，煎服。

消化不良

① 鸡内金、神曲各60克，炒黄研粉，每日2次，每次6克，饭前冲白砂糖开水服，儿童减量。

② 鸡内金（鸡肫皮）100克，烤酥后研细粉，每次5克，饭前用温开水送服，每日2～3次。

（编者按：用于治疗单纯性消化不良。）

③ 山楂丸或山楂片，每日3次，每次5～10丸（片）。

（编者按：用于单纯性消化不良。）

④ 大麦芽、六神曲各20～30克，水煎服，每日1～2剂。

（编者按：用于体虚胃胀，饱闷，不思饮食者。）

⑤ 羊肉100克，高粱米120克，共煮粥温服，隔日1剂。

⑥ 白术、山药、鸡内金各3克，焙研末，每次吞服5克，1日3次，连服5剂以上。

（编者按：用于治疗脾胃虚弱所致消化不良，胃胀隐痛者。）

⑦ 干无花果切碎捣烂，炒至半焦，加白糖少许，沸水冲入，当茶常饮。

⑧ 红萝卜适量，水煎，加红糖或加茶叶同煎，治小儿消化不良。

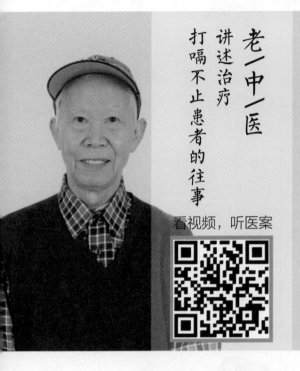

老一中一医
讲述治疗
打嗝不止患者的往事

看视频，听医案

呃逆

① 剪干净手指甲1条，点燃后令患者闻其气味，打嗝即止。

② 嘱咐患者，放松双肩、吸一口气后，屏住呼吸，手指数脉搏60次后再吸第二口气，再数60次脉搏，如此共3次，打嗝即止。

③ 刀豆壳或刀豆子16～30克，水煎服。

④ 苏梗、陈皮各8克，生姜3片，水煎服。

⑤ 枇杷叶10克，竹茹6克，生姜3片，水煎服。

⑥ 柿蒂10克，水煎服。

⑦ 五味子2克，冷开水少许洗后，慢慢嚼服。

⑧ 蚕豆适量，磨粉，红糖调服。

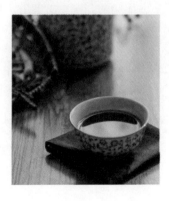

反胃

① 芦根、陈皮各10克，水煎服。

② 韭菜汁加盐、姜汁、牛奶饮服。

③ 取姜汁30毫升，煮粥食。

④ 人参10克，水煎服或煮粥食。

⑤ 马齿苋160克，捣汁饮服。

⑥ 干柿子3个，连蒂一起捣烂，用黄酒100克调服。

⑦ 甘蔗汁与姜汁同饮服。

⑧ 雄性乌鸡切块入胡米子100克，煮食2只，即愈。

⑨ 胡椒粉1克，生姜30克，水2碗，煮取1碗，趁热服。

⑩ 和胃润燥法：以胡荽子纳入乌公鸡腹部共煮食，吃2只可愈；以羊肉、大蒜、生姜一同生食；以甘蔗汁与姜汁同饮服；以甘草16克先煎，将汁一起煮鸡蛋食用；以马齿苋捣汁服用；以人参煎水服或煮粥食用。

⑪ 温中开结法：以刚孵出小鸡的蛋壳，烧水研末，用酒调服；以鲜鱼先用童子尿浸泡后煨烂，研末入粥服；以生姜汁煮粥食；以栗子壳煎水服；韭菜炸熟后加盐、醋，连食3~4日（10餐）；以附子先用石灰泡热，姜汁淬2次后，再拌丁香、板栗煎服。

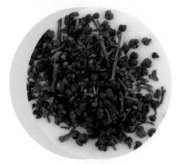

吴茱萸

胃反酸

① 生食萝卜100克。

② 神曲、陈皮、山楂各10克，水煎服。

③ 吴茱萸10克，米醋20毫升，水煎服。

④ 黄连10克，乌贼骨16克，水煎服。

⑤ 脾虚气陷型反酸：以吴茱萸10克，加米醋水煎服；多食鱼；人参、干姜各6克，水煎服。

⑥ 痰食瘀阻型反酸：以米醋饮服；以蚬壳烧成末冲服；以萝卜生食；以黄连10克，乌贼骨16克，水煎服，每日2次。

呕吐

① 积滞呕吐：以五灵脂和狗胆制成丸服；神曲水煎服；大黄水煎服。

② 痰热呕吐：以蝉蜕加滑石粉末加水煎服；小儿吐乳以葱、姜煎服；以葛根捣粉食用；以赤小豆、豌豆煎服。

③ 虚寒呕吐：以糯米熬粥食；以胡荽、干姜加醋煎后用；以蜀椒、胡椒适量，水煎服。

④ 甘蔗汁适量，不间断饮服，既可解酒又可止酒后干呕。

⑤ 鲜竹茹36克，水煎后分2次服。

（编者按：本方对呕吐又兼有烦热者有效。）

⑥ 砂仁3～4粒，入口中细嚼，不时吞咽少许。

（编者按：**此方对胃寒作呕或打嗝者有效。**）

⑦ 陈皮120克，生姜250克，加水7升，煮汤3升，温服。

（编者按：**治干呕不止者。**）

⑧ 川椒10克，水煎后，兑生姜汁5～6毫升，温服。

（编者按：**本方用于因受凉而致呕吐或呕吐重者。**）

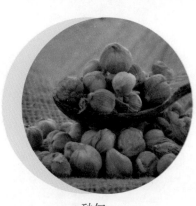

砂仁

⑨ 鲜生姜洗净，切丝，捣烂榨汁，每次5～6滴，温开水冲服，每日数次。

（编者按：**本方对因胃寒而致吐清水者有效。**）

⑩ 黄连10克，鲜芦根20克，水煎加生姜汁少许内服，每日2剂。

（编者按：**本方用于因暑热而致呕吐者。**）

⑪ 麦冬15克，竹茹26克，甘草16克，人参、半夏各5克，水煎内服，每日2次。

（编者按：**本方适用咽干口燥，似饥又不思饮食之呕吐者。**）

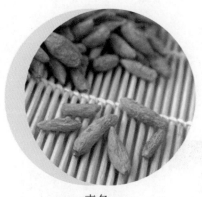

麦冬

⑫ 干陈皮适量，食盐1克。将陈皮烘干，研粉，与盐混合，温开水冲服。

（编者按：**本方用于酒醉后呕吐。亦可醒酒。**）

呕血

① 黄花菜、白茅根各15克，水煎服。

② 新鲜侧柏叶120克，捣汁，加白糖1～2匙，热开水冲服。

③ 血余炭8克，生侧柏叶捣汁调服，可立即止血。

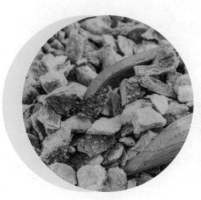

干陈皮

④ 白及研细末，以米汤调服10克，每日1~2次。

⑤ 茜草炭、黄芩炭各10克，水煎口服，每日2次。

（编者按：**本方用于胃痛而致吐血者。**）

⑥ 熟大黄粉30克，肉桂粉4克，和匀备用。每次以米汤送服9克，每日3次。

（编者按：**本方用于吐血，胃部闷胀、欲呕者。**）

⑦ 鲜生地黄、鲜藕节各40克，水煎半小时，凉后频饮，每日1~2剂。

（编者按：**本方用于吐血，伴胸脘部有火燎感者。**）

⑧ 三七粉10克，白及粉60克，混匀后，先用开水调成糊状，每次10克，缓缓吞服，每日3次。

⑨ 霜后荷叶若干，烧炭存性研末，每次10克，温开水服用，每日2次。

⑩ 乌贼骨粉4克，三七粉3克，以食醋适量混合调匀，温开水送服。

（编者按：**本方用于吐血呈暗红者。**）

⑪ 黄芪、大黄各16克，黄连、黄芩炭各10克，甘草5克，水煎服，每日2次。

（编者按：**本方用于吐血兼有便秘者。**）

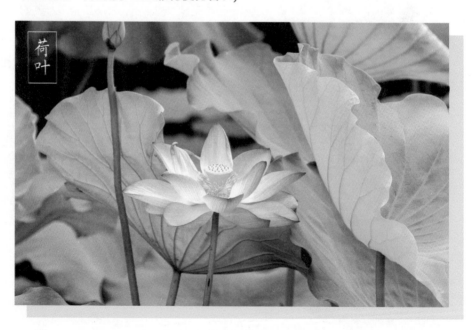

荷叶

下血（便血）

1 水蛭（蚂蟥）炒研成末，温开水冲服，每日3次，1次2～3克。

2 山楂研末，1次10克，用艾叶熬汤调服。

（编者按：以上两方属积滞型便血者使用。）

3 牛骨灰或人头发灰适量用水冲服。

4 酸石榴皮，研末1次6克，冲服。

5 风湿型。以槐花炒熟研末，1次6克，每日2次，用水调服。或用适量羌活、白芷研末，每日3次，1次6克，米汤送服。

6 虚寒型。方一：以鲫鱼1条酿五倍子，取出烤干，后研成末，用酒调服。方二：以艾叶30克，加老姜水，煎服。方三：以人参6克，加柏叶汁、荆芥粉和成面条，水煮服。

7 地锦草焙研细末，每服6克，米汤于空腹时服用。

8 鲜苦瓜根120克，水煎服。

大便燥结

1 芝麻50克，煮熟，捣烂如泥。渗入蜂蜜60克，拌匀，开水冲服。

（编者按：治习惯性便秘。）

2 鲜菠菜于沸水中烫3分钟，以麻油伴食。

（编者按：治便秘、高血压，既简单，又有效。）

3 蜂蜜2汤匙。每日清晨开水冲服。

（编者按：治老人体弱致习惯性便秘，效良。）

4 柏子仁10克，打碎。每次3～5克，温开水吞服，每日2次。

5 木香、大黄、枳实各8克，川楝子16克，水煎服，每日2次。

（编者按：本方用于便秘兼有腹部气胀者。）

6 生大黄10克，水煎3～5分钟，1次送服。

（编者按：如顽固性便秘，体壮者，可加芒硝，溶化后同时服下，效果更佳更速。）

7 南瓜500克，猪油5克，盐少许，煮熟后3日吃完。3日可痊愈。

8 生白芍24克，甘草12克，水煎服，

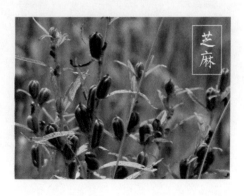

芝麻

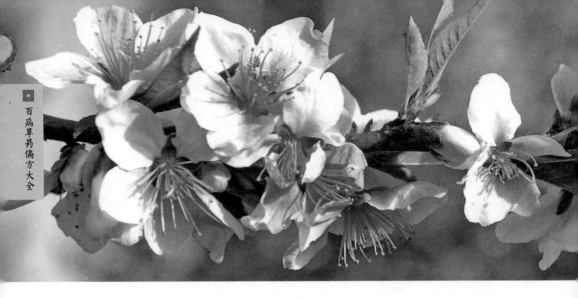

每日1剂，连续服至排便通畅为止。

（编者按：本方用于粪便干结成块，堆积肛门内无法排净或不能自行排出者。）

⑨ 枳实、皂荚各等量，研末，用米饭适量调制成丸，每次10克左右，米汤送服，每日清晨1次。

（编者按：本方用于经常性排便不通畅者。）

⑩ 柏子仁、松子仁、核桃仁各500克，共研细末。加入蜂蜜500克调匀，每次以温开水送服16克，每日2次。

（编者按：本方用于年老体弱，病程较长之便秘者。）

⑪ 养血润燥法：以头发烧灰，水冲服；以田螺捣烂敷脐部；以柏子仁加松仁、黄麻制成丸；以梨、柿子、蜜食用；以甘蔗、桃仁加陈皮，水煎服；食用牛奶、猪血、羊胆、猪胆；

以地黄、羊蹄根筋，水煎服。

⑫ 导气法：以陈皮加白酒煮后焙研成末，每次用酒送服6克，老人加杏仁制成丸服，以萝卜汁打擂水饮服。

⑬ 通利法：以桃花水煎服；或取桃叶捣汁饮服；以牵牛加大黄粉末水冲服。

⑭ 体虚者以花椒21粒，调芒硝15克煎服。

便血

① 酸枣树根60克，水煎2次，合并煎液，于早晚分服，每日1剂。

（编者按：本方适用于便血年久者。）

② 槐花16克，神曲30克，白酒50毫升，共炒黑，加水适量煎服，日2次。

（编者按：本方用于便血量多且不止者。）

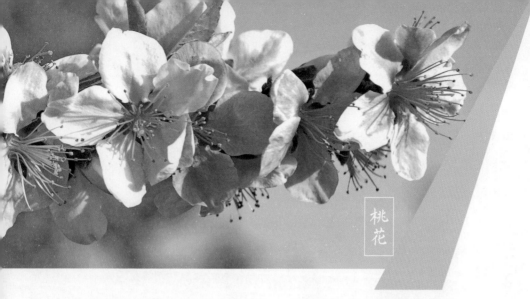

桃花

③ 生黑木耳、干木耳各50克，水煎汤汁，加入适量米醋，代茶频饮，日1剂。

④ 豆腐渣适量，于锅中炒焦，研细。每日2次，每次10克，红糖水送服。

（编者按：治长期便血有效。）

⑤ 金针菜30克，红糖适量，水煎，于早饭前1小时服，连服3～4日。

（编者按：治内痔出血有效。）

黄疸

① 老丝瓜1个，连皮连籽焙干存性，研为粉末，每次10克，温开水送服，每日2次。

（编者按：适用于黄疸兼厌食者。）

② 茵陈30克，大黄、栀子、车前子（另包）各10克，水煎服，每日服2次。

（编者按：适用于黄疸症，黄色鲜明，兼有口苦咽干、心烦者。）

③ 栀子、神曲各15克，麦芽30克，水煎服，每日服2剂。

（编者按：适用于急性黄疸症。）

④ 赤小豆50克，茵陈30克，茅根20克，水煎服，每日2次。

（编者按：适用于黄疸且小便短少者。）

肠鸣

① 陈皮10克，杏仁6克，水煎服。

② 常食用鳝鱼，可治体虚所致肠鸣不止。

泄泻

泄泻内服方：

① 炒白术、白芍各12克，煨防风、炒

陈皮各9克，小火煎2次，合并煎液分2次服完。用于泄泻、腹痛、肠鸣者。

② 白扁豆12克（打碎），泡姜、甘草各3克，水煎服。

③ 积滞泄泻：以荞麦粉适量加白糖9克，水煎服。

④ 湿热泄泻：以栀子12克，水煎服；以白术或车前子研成末冲服；以粟米、青粱米各20克，同煮食。

⑤ 虚寒泄泻：以乌骨鸡与肉豆蔻、草果同煮食；以栗子煨食；以白扁豆、薏苡仁、干姜炙烧后研末冲服；以烧酒饮服；以糯米粉与山药、砂糖一同煮食；以甘草、白术、人参制成丸服；以猪肾、猪肝煨食或猪肠与吴茱萸蒸熟后制成丸服。

泄泻外治方：

常用外治方有三。其一以大蒜捣烂贴于两足心，其二将赤小豆捣烂用酒调后贴于两足心，其三将田螺3个捣烂后敷于脐上。

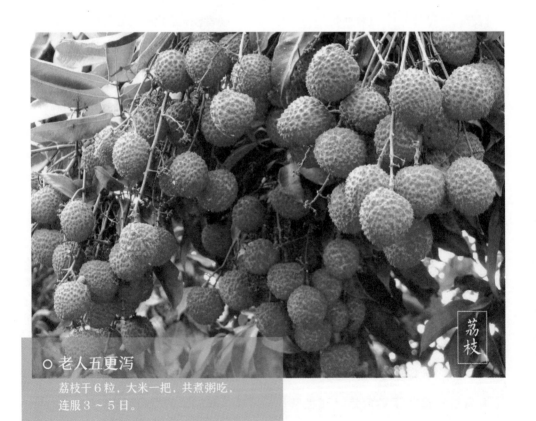

荔枝

○ **老人五更泻**

荔枝干6粒，大米一把，共煮粥吃，连服3～5日。

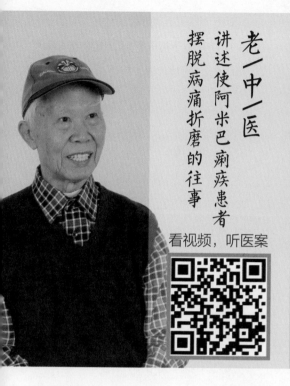

老中医
讲述使阿米巴痢疾患者
摆脱病痛折磨的往事

看视频，听医案

痢疾

① 苦瓜捣汁1杯，开水冲服，日2次。

② 止泻，以大枣6个，与干米粉一起煮稀饭吃。

③ 取乌梅6克，水煎服。

④ 猪蹄100克，煮食。

⑤ 茶叶30克，同米醋、姜一起煎服。

⑥ 一见喜30克，研粉，每日3次，每次吞服2克。

（编者按：治细菌性痢疾。）

⑦ 老莲子（去心）100克，研末，每次服5克，米汤送服，日3次。

（编者按：治久痢不愈。）

⑧ 有发热者：以童子尿煮杏仁8克，猪肝100克，食用，或用米酒调服；以葱白、鲫鱼同熬粥吃；以黄瓜与蜜同拌食；以绿豆30克、火麻仁6克，煮汁服。

⑨ 虚寒痢症：以牛肝与醋或猪肝及杏仁、童尿一同煮食；鲤鱼烧灰水冲服；乌骨鸡煮汁或鸡蛋同醋煮食；薤白煮粥食用；薤白用醋炒食；红砂糖与乌梅煎汁饮服；蜂蜜调姜汁饮服；甘草30克，水煎服；人参10克加生姜5片，水炖服。

⑩ 阿米巴痢疾：以石榴皮50克，水煎服；或鸦胆子破壳（仁不破），饭后吞15粒，1日3次，连服7～10日。儿童酌减。

胃炎

① 白萝卜汁，饭后饮半杯，可滴入少量姜汁，宜温服。

② 糯米100克，红枣10个，煮粥食。

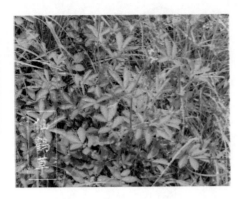

③ 大米100克, 干姜粉3~6克, 煮粥, 晨起空腹吃。

④ 炒麦芽、神曲各15克, 水煎服。

⑤ 白胡椒7粒, 枣3个, 杏仁5枚, 捣烂、热酒送下。

⑥ 陈皮、生姜各12克, 红枣（去核）7枚, 水煎, 每日2次。

（编者按: 本方有止痛、止呕吐之效。）

⑦ 干陈皮30克, 炒后研末, 每服6克, 加白糖适量, 于空腹温开水冲服。

⑧ 白胡椒15克, 入洗净猪肚内, 炖熟食。

（编者按: 本方对胃寒胃痛、胃下垂、胃溃疡有效。）

⑨ 花椒、干姜、陈皮、甘草各等分研末, 饭后服3~6克, 每日2次。

⑩ 锅巴100克, 陈皮、鸡内金各9克, 水煎, 饮汤。

⑪ 因吃肉不化者, 用山楂15克, 萝卜9克, 水煎服。

⑫ 沙参、麦冬、冰糖各12克, 加大米100克, 熬粥, 3餐吃。

注: 胃炎属于胃阴不足, 故应吃养阴生津中药, 更为有效。

急性胃肠炎

① 取萝卜叶120克, 红糖10克, 水煎服。

② 地耳草40克, 水煎服。

③ 辣蓼草30克, 水煎服。

④ 鸟不踏根50克, 水煎服。

⑤ 车前草、酢浆草各60克, 水煎服。

⑥ 黄花菜30克, 红糖60克, 水煎服。

⑦ 仙鹤草、枫树根、羊耳菊各20克, 地骨皮10克, 水煎服。

胆囊炎

① 取冬瓜子26克, 绿豆20克, 水煎服, 连吃1周。

② 玉米须60克, 水煎服。

③ 黄连研末, 装入胶囊吞服, 每次1.5克, 每日3次。

④ 连钱草60克, 红枣10个, 连服1个月。

（编者按: 本方治慢性胆囊炎。）

⑤ 金钱草50克, 鸡内金、芒硝各15克, 水煎服。

（编者按: 本方治慢性胆囊炎。）

消化道溃疡出血

取炒侧柏叶20克或鲜侧柏叶30~50克（别名柏树叶、扁柏、柏香树），炖服或煎服，连服3~7日。

（编者按：此药具凉血、止血、祛痰止咳作用。兼治慢性支气管炎、脂溢性皮炎。）

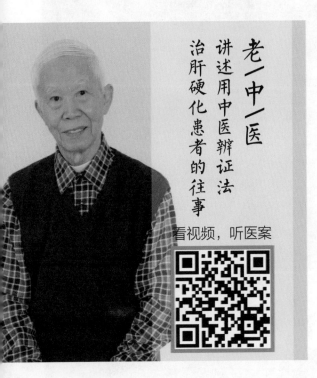

老一中一医

讲述用中医辨证法

治肝硬化患者的往事

看视频，听医案

肝硬化

① 赤小豆60~90克，带皮冬瓜250~500克，每日1剂，煮汤分服。

② 活鲤鱼1条（500克以上），赤小豆150克，煮烂，分服。

③ 玉米须50克，冬瓜子15克，赤小豆30克，清水煮吃，隔日1剂。

④ 半边莲、玉米须各30克，水煎服，能消腹水。

尿潴留

尿潴留内服方：

① 绵黄芪10克，水100毫升，水煎至一半量，温服。小儿减半。

② 杨柳树叶60克，水煎服，每日1次，连服2~3日即见效。

③ 白菊花根适量，黄酒少许。先将菊花根洗净、捣烂、取汁半小杯（约10~20毫升），用热酒冲服或加温酒冲服，每日1~2次。

（编者按：本方适用于体热小便不通者。）

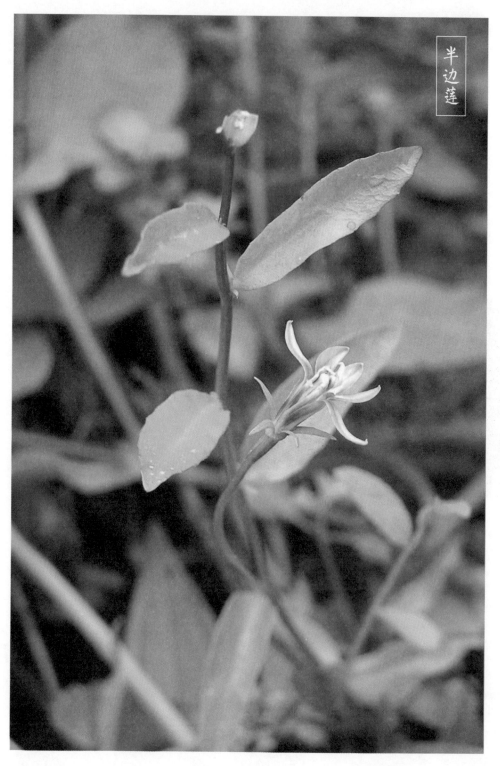

④ 半边莲16克，水煎服，每日3次。

（编者按：适用于炎症性小便不通者。）

⑤ 麦冬30克，莲子、茯苓、车前子（布包）各15克，水煎服，每日1剂。

（编者按：本方适用于尿急不易排出，有心烦意燥、口渴者。）

尿潴留外治方：

① 大蒜1枚，栀子7枚，盐少许。捣烂如泥，摊于布上，固定于肚脐周围，至尿通为止。

（编者按：本方适用于多种小便不通症。）

② 独头蒜1个，栀子21克，盐1匙，共捣细敷脐中，良久即通。如不通，改敷阴囊立愈。

③ 食盐500克，葱250克。将葱切碎，与食盐同炒热，装入布袋内，热敷于肚脐周围及小腹部，变冷则换，连续2~3日，直至小便通。

（编者按：本方适用于手术后或难产手术后的尿潴留。或患结核性脑膜炎后遗症之小便不通患者。）

尿频尿急

生韭菜籽150克，研粉，每日2次，每次8克，忌服牛奶和浓茶。

附：见水思尿：淫羊藿、淮山药、菟丝子各30克，仙茅、巴戟、枸杞子、益智仁各12克，肉苁蓉15克，黄柏10克，乌药6克，珍珠母20克（先煎30分钟）水煎2次，合并煎液，分2次服。此症病人多见于久病体虚或重病后体弱之病人。表现为见水或触水时尿急甚或失控而尿裤。亦见于肾虚患者。

尿失禁（失控）

① 益智仁30克，巴戟天、菟丝子各15克，桑螵蛸10克，水煎30分钟，1日2次，于早晚分服。

（编者按：感冒发热时不宜服。）

② 山萸肉、当归、白芍各16克，熟地黄25克，五味子、益智仁各10克，炒黄柏6克，水煎服。

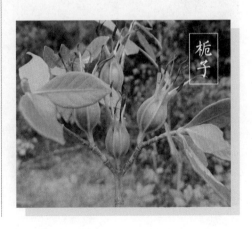

栀子

多尿遗尿

多尿遗尿内服方：

1 以鸡肠1副，洗净后，炒黄研粉，1日3次，每次3克，服完见效。此方对尿失禁者亦有效。

2 虚寒者：以猪膀胱烧烤食，或在猪肚和猪肠中入糯米共煮食；以羊肺或羊肚做成羹食用；以莲子放入猪肚中煮后，再加米醋制成丸服；以黄母鸡或雄鸡肺、肠共煮食；以韭菜子同糯米煮粥食；以补骨脂加茴香制成丸服；以牡丹皮水煎服；以香附研成末，用酒调服。

3 体寒凉者：以酸石榴烧研末冲服，或以石榴白皮煎汤服，每次6克，每日2次。

多尿遗尿外治方：

生葱白2根，临睡前捣烂敷于肚脐，以布扎牢，次晨去之，连用五日。

夜尿多

1 核桃肉适量，黄酒少许，共炒至核桃肉熟透，于每晚睡前吃3～5枚，淡黄酒送下。

2 茯苓20克，党参、附子各4克，制甘草6克，干姜5克，水煎2次，合并2液，1日内分2次服完，每日1剂。

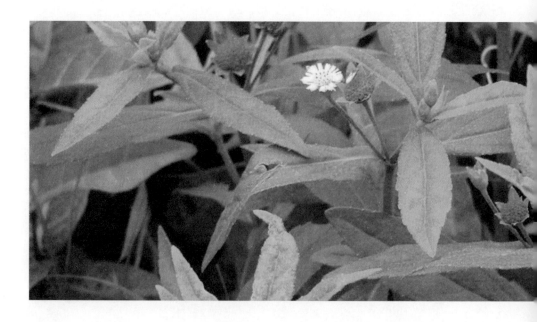

血尿

① 白茅根60克，煎汁代茶饮。

② 鲜薏苡仁根须120克，水煎服。

③ 尿血者以头发烧成灰用酒调服；以韭菜籽、葱白和葱汁水煎服；以荷叶水煎服；以生地黄汁和蜜服用。

④ 取柏叶、黄连若干共焙干研细末，1日5克，以黄酒送服。

⑤ 血余炭10克，地骨皮、车前草各20克，五灵脂6克，水煎服，每日2剂。

（编者按：本方适用于小便热涩刺痛而带血者。）

⑥ 旱莲草20克，黄柏16克，焦山栀10克，水煎服，日服2剂。

（编者按：本方适用于血尿兼有尿道灼热，口苦心烦者。）

⑦ 菟丝子22克，煅蛤蚧16克，党参、当归、生地黄各10克，水煎服。

（编者按：本方适用于血尿日久，头晕眼花，腰酸背痛，四肢乏力者。）

⑧ 血淋者：以鲟鱼煮汁饮服；以藕节汁饮服；以赤小豆炒研末，葱汤送服；以生高粱米同车前子煮粥食；以水芹根汁饮服；以生地黄加车前草汁温热时服用（或加姜汁服）。

乳糜尿

① 金樱子60克，煅牡蛎90克，共研为细末，拌匀，每次10克，每日2次，用米粥汤送服。

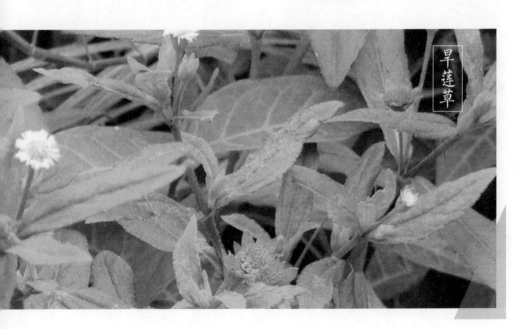

旱莲草

（编者按：本方适用于乳糜尿尿如白脂，无血块混杂者。）

② 苦楝子100克，小茴香20克，研成极细末，充分拌匀，每次9克，大米汤送服。

（编者按：本方适用于乳糜尿兼尿频、尿多者。）

③ 射干16克，如病久者加川芎、赤芍各10克，如见血尿者加生地黄、仙鹤草各16克，水煎2次，合并煎液，加入白糖少许，1日分3次服完，连服10日为1疗程。

（编者按：编者曾治疗上百例，多数服1疗程痊愈。）

肾、膀胱、尿道结石

① 虎杖根30克，水煎服。

② 鲜酢浆草100克，水煎服，或冷开水洗净后捣汁服。

③ 海金沙（布包）15克，连钱草、车前草各30克，水煎服。

④ 鸡内金、玄明粉各18克，共研末，每日2次，每次6克，开水吞服。

（编者按：用于排尿刺痛。）

膀胱炎

① 蒲公英30～60克，水煎服，连服2～3周，效果较好。

② 车前草60克，桃仁10克，水煎服。

③ 酢浆草30克，海金沙12克（布包），水煎服。

④ 石韦30克，白夏枯草、白茅根各20克，水煎服。

以上四方随症加减：如有胃口不好加生谷芽30克；体虚者加黄芪16克，白术、当归各12克。均应连服3～4周以上。

前列腺肥大

前列腺肥大内服方：

秦皮、黑木耳各16克，冬瓜子30克，水煎服，每日2次。

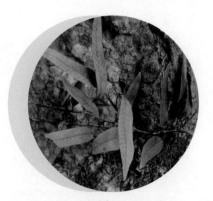

石韦

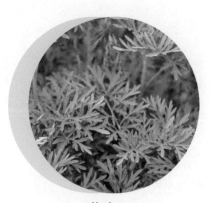

艾叶

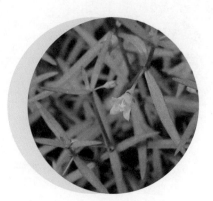

白花蛇舌草

前列腺肥大外治方：

艾叶60克，石菖蒲30克，共捣成绒，炒热后用布包熨脐上，数次症解。

慢性肾炎

① 玉米须60克，海金沙30克，水煎服。

② 络石藤（薜荔的带叶茎藤）30克，水煎服。

③ 车前草28克，升麻8克，水煎服。

④ 桃花4克，研末吞服。

（编者按：本方治肾炎尿闭。）

⑤ 连钱草、萹蓄草各30克，荠菜花16克，水煎服。如慢性肾炎尿白，加大蓟根30克，如尿带血加狄静草30克，如腰痛加丝瓜藤30克，如水肿加大葫芦根30克。同时应禁盐、酸辣、海鲜、猪肉。

急性肾炎

① 鲜桉树叶50克，水煎服。

② 鲜鱼腥草70克，水煎服。

③ 鲜石韦70克，水煎服。

④ 苎麻根60克，水煎服。

⑤ 益母草12克，煎汁分4次服。每4个小时服1次。

⑥ 商陆10克，瘦猪肉60克，炖汤食用。

⑦ 鲜白茅根260克，益母草20克，白花蛇舌草10克，水煎服。

（编者按：适用于有血尿者。）

⑧ 黑鱼1尾250克（半斤），去鳞去肚内物，布包入绿茶20克，扎好，水煮熟，吃鱼肉、喝鱼汤。每日1剂，连吃半个月。

（编者按：忌房事、酒、盐、香蕉。）

急性肾盂肾炎

① 茅莓根120克，金钱草150克，水煎服。

② 海金沙、金银花、土黄柏、小蓟各20克，水煎服。

③ 晒干的西瓜皮36克，鲜茅根60克，水煎服，每日3次。

（编者按：治肾炎水肿。）

慢性肾炎蛋白尿

① 乌龟1只（500克左右），猪肚500克。先将龟、猪肚洗净切块，加井水，中小火炖2小时以上，至熟烂成糊状（不加盐），早晚2次分服，连服3剂为1疗程。

（编者按：本方适用于慢性肾炎蛋白尿、水肿者。）

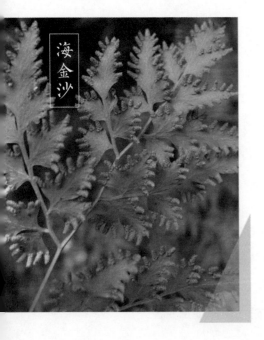

海金沙

② 黑芝麻、核桃仁各50克，捣碎成末。每次20克，温开水送服后，嚼大枣7个，每日3次。

（编者按：本方适用于一般蛋白尿患者。）

③ 乌豆（黑豆）、薏苡仁各30克，赤小豆20克，荷叶6克，煮烂吃，每日1剂。

（编者按：本方适用于慢性肾炎蛋白尿患者。）

④ 玉米须、糯稻根各40克，糯米15克，生黄芪30克，水煎30分钟后，取液当茶饮。每日1剂，连服7日。

（编者按：本方适用于慢性肾炎蛋白尿、水肿患者。）

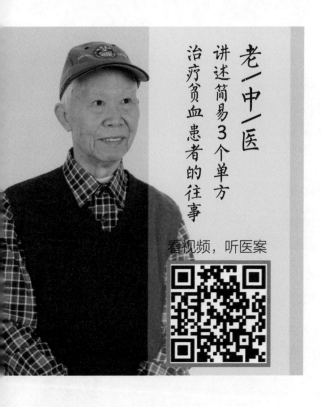

老一中一医

讲述简易3个单方

治疗贫血患者的往事

看视频，听医案

 贫血

① 鸡血藤60克，鸡蛋3个，红糖适量。将药先炖30分钟，取药液加蛋再同煮10分钟吃蛋喝汤，红糖为引，每日1剂，连服10～20日。

② 鲜桑葚30～60克，水煎服。

③ 猪皮60～90克，加水及黄酒少许，用文火久煮至稀烂，加红糖调服。

（编者按：治失血性贫血。）

 血小板减少性紫癜

① 田边菊、半边莲各15克，水煎，每日1剂，分2次服。

② 鲜马尾松叶60克，鲜茅根、藕节各30克，仙鹤草15克，水煎2次，分3次服完，每日1剂。

 过敏性紫癜

① 白头翁120克，水煎后分4次服完，每日1剂，7日1疗程。

② 大枣15个，水煎服，日服3次，连服1周。

③ 韭菜500克，洗净，捣烂绞汁，加童尿50毫升，每日1剂，分2次服。

高血压

高血压内服方：

① 夏枯草、玉米须各30克，水煎服。

② 冬瓜皮（干皮）、芹菜籽、臭梧桐根各20克，水煎服。

③ 翠柳肉片、白糖各50克，每日2剂，水煎服，连服7日。

注：要用新鲜柳的2层白皮，去内芯；霉烂者无效。

④ 猪胆1个，绿豆适量。先将绿豆装入新鲜、干净的猪胆内，装满为止。扎口后放置3个月才能服用。每日服1次，每次服7粒。注意事项：如服用后血压降得快，继续服用时，可加些白糖和米醋，至痊愈为止。

⑤ 取鲜车前草60克（干者30克），水煎服，早晚各1次。

高血压外治方：

吴茱萸研细末，用醋调匀，贴于脚心（涌泉穴）。24小时血压可以下降。

低血压

① 黄芪36克，当归20克，熟地黄26克，红枣5个，炖服。

② 甘草16克，桂枝30克，肉桂36克，水煎服当茶饮。3日后血压多数可升高，应及时测血压观察。

痛风

① 鲜竹沥（鲜毛竹劈开，用火烤流出的浓汁）适量，常饮服。

② 洋葱片（剥去褐色外皮），泡红酒冷藏冰箱1周后取出饮用（洋葱片亦可以吃），对治疗痛风症很有用。

③ 因风寒湿热所致痛风者：陈皮10～20克，煮烂取汁，顿服。

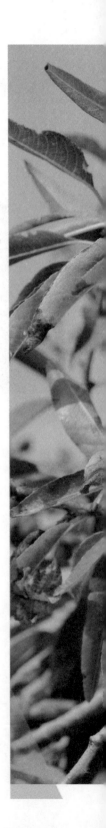

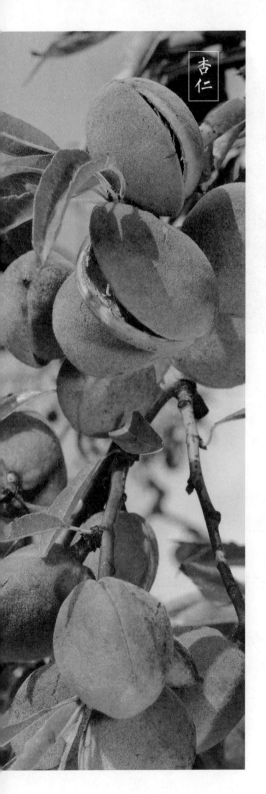

杏仁

④ 因风寒风湿所致痛风者：以薏苡仁30克，麻黄9克，杏仁8克，甘草6克，水煎服；以川椒6克，桂枝、生姜各8克，浸酒7日，送服（1日服量）；以蚯蚓25克，剖开洗净，浸老酒100毫升（2日服量），7日后饮用；以水龟1只，天花粉30克，枸杞子50克，雄黄、麝香各3克，槐花20克，水煎后分3日服汤汁。

⑤ 因受风湿热者：以陈皮50克煮烂去渣取汁，顿服；以3节新鲜毛竹，用火烤出之浓竹汁，饮用，连服7日。

⑥ 因体虚所致者：以当归、地黄、丹参各10克，水煎服，连续7日；以乳香6克，水煎服，连续7日；以芥子末适量加醋，外涂疼痛部位1周。

高脂血症

① 冬青子1500克，水煎熬2次，每次1小时，去渣后取液浓缩成膏状。加适量蜂蜜混匀，烤干碾碎，贮瓶备用。用时，每日服用量相当于冬青子生药50克，分3次于空腹服用，1个月为1疗程，2~3疗程显效。

② 黑木耳20~30克，洗净，炖汤，吃木耳并饮汤，每日1剂，当日吃完，但不能加糖。（编者按：本方适用于高血脂、动脉粥样硬化症。）

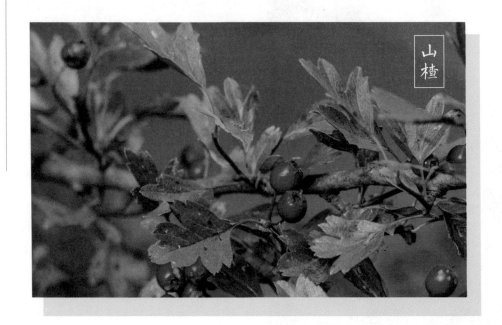

山楂

③ 白僵蚕粉100克，每次5克，每日2次，温开水调服。

（编者按：本方适用于高脂血症，并兼能降糖。）

④ 生山楂、炒山楂、炒陈皮各10克，红茶适量，倒入热水瓶中，加沸水大半瓶，塞紧瓶盖闷10~15分钟，当茶1日饮完，可长期坚持服。

（编者按：本方适用于高血脂患者，可控制血脂升高，且有助于消化。）

⑤ 亚麻仁（巨胜子）16克，水煎2次，合并煎液，分2次服完，每日1剂。

（编者按：本方药可阻断脂肪吸收，可治高血脂、高胆固醇血症。）

⑥ 生大黄适量，研粉，每日3次，每次3克，连服2个月为1疗程。

（编者按：本方适用于大多数高血脂、高胆固醇血症。）

⑦ 洋葱所含的化合物，不但可以阻止血小板凝结，而且可以加速血管内血液凝块的溶解，其原理是可以抵消因多吃高脂食物引起的血块形成或血球凝聚。故而可以降低血脂，预防血脂症。

高胆固醇血症

① 茵陈16克，水煎代茶饮。每日1剂，1个月为1个疗程。一般1~2疗程显效。

② 每日吃半个洋葱或饮半个洋葱汁，可以保护心脏。因其可提升好胆固醇的疗效，但不应煮得过久或太熟，以免降低效果。

糖尿病

① 天花粉250克，研细末，每日2次，每次吞服6~10克。

② 长期服用玉米须煎汁代茶饮，每日100克左右。

③ 鲜豌豆常熟食（少盐）或豌豆苗捣汁，每日2次，每次2杯。

（编者按：此亦可治高血压。）

④ 红薯叶、冬瓜各100克，共煎服。

⑤ 鲜番薯叶60克，鲜冬瓜适量，水煎服。

⑥ 黄连10克，山药20克，水煎服。

⑦ 鲜冬瓜皮60克，猪胰1具，只加盐，不加其他调料，每日1剂，连食3周。

⑧ 荔枝核200克，研末，每次10克，于饭前30分钟，用温开水送服，每日3次。

（编者按：本方适用于症状较轻的糖尿病人。嘱多活动、多喝水。）

⑨ 枸杞子、五味子各16克，煎汤当茶频饮，每日1剂。

（编者按：本方适用于口渴少津者。）

⑩ 菠菜根100克，鸡内金15克，水煎服。

（编者按：本方适用于糖尿病烦渴者。）

⑪ 玉米须100克，薏苡仁、炒绿豆（碾碎）各30克，水煎服。

⑫ 木耳、扁豆各等量，晒干后共研细末，每次温开水送服10克，每日2次。

⑬ 黄芪100克，猪胰1具，每日1剂，连用10日。

⑭ 黄精150克，洗净后，蒸至熟透，在饥饿时取1/3做点心用。

（编者按：本方用黄连、人参各1份，天花粉、泽泻各2份，共研细末，每服3克，每日3次，于饥饿感明显者。）

⑮ 干浮萍、瓜蒌根各12克，水煎口服，每日2次。

（编者按：本方适用于口干舌燥者。）

⑯ 玉米须30克，白术20克，水煎，每日2次。

（编者按：本方适用于轻症者。）

⑰ 生鸡蛋10个，食醋350毫升，蜂蜜200克。先将鸡蛋打碎后，与醋、蜂蜜调匀，放置2日后，取20毫升，温开水送服，每日2次。置阴凉处密封保存。

⑱ 蚕茧、红枣各7个，煎汁代茶饮，或单用蚕茧10只，煎服。

（编者按：本方适用于多尿、多饮者。）

（编者按：洋葱自古以来就被用来治疗糖尿病。现代医学也证明洋葱能够刺激胰岛素合成及释放胰岛素。其作用类似口服降血糖剂甲磺丁胺，不论熟吃或生食都有同样的效果。所以西方国家饮食中常搭配洋葱。自助餐里也少不了洋葱。）

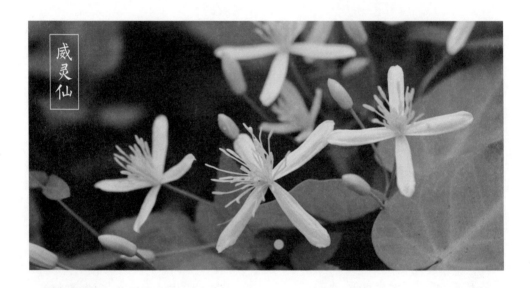

威灵仙

骨质疏松

洋葱含有对抗骨质疏松病的成分。多吃可预防和控制骨质疏松病症发展。

骨质增生

① 威灵仙50克，醋糟500克，共炒热装入布袋内熨患处，冷却后再加热醋再用。

② 威灵仙、伸筋草、透骨草、苏木、鸡血藤各20克，苦参片10克，当归15克，炮山甲6克，水煎，熏洗患处。

③ 乳香、没药、红花、秦艽各15克，桃仁10克，三七6克，威灵仙20克，加醋250毫升，同煎熏洗患处。

④ 川芎、威灵仙各15克，乌梅8克，同碾粗粉，装入布袋内敷在患处。如是跟骨刺则放入鞋内。药物每周一换。

注：骨质增生症是发生在骨节间的增生性退行性病变，与肝肾气衰退、精血不足、筋骨失养有关，常发生在中年以后。多发生在颈椎、腰椎、骨关节、膝盖、跟骨部位。

四肢、关节肿痛

① 桂枝、桑枝、威灵仙各16克，水煎服，每日2次。

（编者按：本方适用于上肢游走性疼痛者。）

② 嫩桑枝30克，片姜黄10克，晚蚕砂25克（布包），黄酒30毫升，水煎2次，合并煎液分2次服。

（编者按：本方适用于上肢痛或上肢关节疼痛、发麻者。）

③ 秦艽、防风、独活、牛膝各16克，

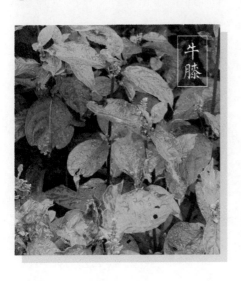

牛膝

水煎服，每日2次。

（编者按：本方适用于下肢游走性疼痛者。）

④ 天麻、桂枝、桑枝、透骨消各10～15克，水煎服，每日2次。

（编者按：本方适用于肩关节疼，即肩周炎。）

⑤ 丹参100克，乌梢蛇60克，黄麻6克。将上药泡白酒500毫升中10日，每日服药酒2次，每次15毫升。

（编者按：本方适用于周身关节疼痛，常畏风寒者。）

⑥ 活螃蟹1只，捣烂后摊敷于疼痛处。

（编者按：本方适用于关节炎肿痛，伸屈不利者。）

风湿性关节炎

风湿性关节炎内服方：

① 辣椒根60克，水煎服。

② 白茄子根60克，加白酒适量炖服。

③ 鬼针草60克，水煎服。

④ 鲜黑桑葚30～60克，水煎服。

⑤ 白毛藤60克，水煎服，连服半个月。

⑥ 辣椒根120克，煮猪蹄1只，加老酒适量，以文火炖熟食。

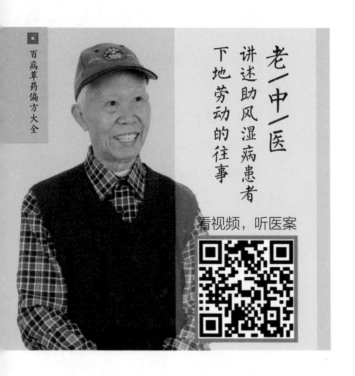

百病草药偏方大全

老一中一医

讲述助风湿病患者下地劳动的往事

看视频，听医案

⑦ 猪蹄1只，切块，鲜黄鳝、鲜大血藤各150克，黄酒拌匀后文火炖服。

⑧ 猪蹄1只，大号牛奶根100克，文火炖熟食。

⑨ 三月雪（千年矮）250克，煮鸡1只，不加盐，吃肉喝汤。

⑩ 猪蹄1只，鲜石仙桃200克，红酒250克，文火炖服。

⑪ 乌梢蛇1条，清水养数日后漂清，浸入1500毫升（3斤）量高粱酒中，半月后每日服2～3小杯。

（编者按：治周身风湿痛。）

风湿性关节炎外治方：

鲜透骨草100克，捣烂如泥。敷痛处1～2小时至有灼热感止。

头痛

① 实热痰湿型：竹茹16克，水煎服。

② 风寒风湿型：薏苡仁15克，芡实、杏仁、甘草各6克，水煎服。

③ 风寒湿型：杏仁10克，捣汁煮粥食。

④ 痰热者：陈皮10克，水煎后，加竹沥同饮。

⑤ 受风虚者：天麻6克，水煎服，或加川芎6克，蜂蜜少许同煎服。

⑥ 湿热夹湿者：以杨梅研成末，用茶水饮用；风寒湿热者，以杏仁研末煮粥食；以

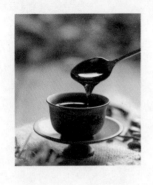

吴茱萸10克加姜5片，枣5枚，党参9克，水煎服。

⑦ 兔头骨、兔肝、羊肉、猪脑各适量同煮食。

⑧ 吴茱萸8克，太子参9克，姜3片，枣3枚，水煎服。

⑨ 治高血压头痛：鲜芹菜50克，洗净绞汁饮，每次1小杯，1日2次。

⑩ 生刀豆根3克，炖黄酒服。赤小豆10克，鸭蛋1个。搅匀，蒸熟。晨空腹食，连吃1周。

⑪ 黄芪15克，党参、麦冬各12克，桂枝、甘草各9克，五味子6克，水煎服，日2次。

⑫ 枣仁、山药、桂圆肉、当归各15克，五味子9克，水煎服。

⑬ 地骨皮60克，加水3碗煎至1碗，饮时加少量白糖。

⑭ 取霜打后之桑叶（捣碎）16克，香白芷10克，放入保暖杯中，冲入沸水，盖密10分钟后，取药液当茶频饮，每日1剂。

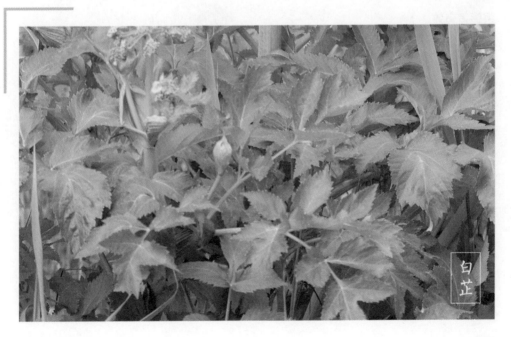

白芷

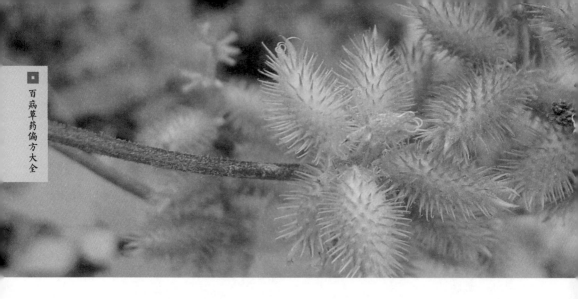

（编者按：此方对头痛兼鼻塞者有效。）

⑮ 绿茶6克，杭菊10克，放入中号热水瓶中，冲入沸水约1000毫升，塞紧瓶口，15分钟后，去药渣1日内饮完。亦可加白糖适量。

（编者按：此方治疗头痛伴有头皮紧束感者有效。）

⑯ 白僵蚕粉40克，制白附子12克，研粉。每次取6克调蜂蜜服，1日2次。

（编者按：此方对头痛较重者并有面部发麻不适者有效。）

⑰ 全当归、川芎各16克，水煎服，每日1剂。

（编者按：此方对气血虚所致头痛者有效。）

⑱ 鸡蛋3个，川芎粉10克，共打匀，以中火油煎熟吃。每日分2~3次吃完。

（编者按：此方治偏头痛有效。）

⑲ 牛蒡子、苍耳子、甘菊花各10克，水煎后，2次服完，每日1剂。

（编者按：此方适用于头痛兼眼青、昏涩不明者。）

① 天麻片36克，母鸡1只（去内脏），将天麻加入鸡块中煲至鸡肉煮烂，于1日内吃肉饮汤，每隔3日1剂，连服2~3剂。

（编者按：此方于冬天饮用，对体弱慢性眩晕者有效，可防复发。）

② 灵磁石36克，蔓荆子、法半夏各10克，车前子16克（布另包）。先将灵磁石加入500毫升水煎半个小时，取药液后再加入上述3味药中火水煎20分钟，

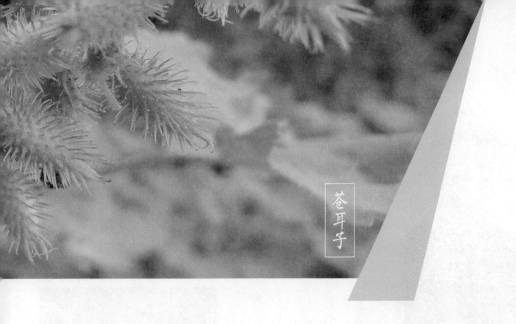

苍耳子

待凉后缓慢服用，每日1剂。菜食宜淡。

（编者按：此方用于眩晕症急性发作时治疗有效。）

3 夏枯草16克，草决明20克，苦丁茶10克，放入热水瓶中，加沸水大半瓶，密盖15分钟，待药液凉后缓饮。

（编者按：此方对眩晕兼有火气盛、便秘难解者有效。）

4 石决明26克（先煮30分钟），菊花、枸杞子、桑叶各12克，水煎2分钟，2液合并，待凉后缓缓频饮，每日1剂。

（编者按：此方治疗眩晕伴有心烦、眼花的患者有效。）

偏头痛

1 苍耳草30克，威灵仙12克，水煎服。

2 山羊角15～30克（碾成细粉，先煎），白菊花12克，川芎6克，水煎服。

3 半边莲、蛇莓、紫花地丁各15克，水煎服。

4 全蝎7.5克，蚯蚓干15克，甘草8克，共研细末，每日2次，每次吞服3克。

脑卒中

1 石韦、桑寄生、钩藤、葛根各15克，水煎服，每日2次。

（编者按：此方用于治疗平日常有耳鸣、眩晕患者突发口眼歪斜、语言不利、半身不遂。）

2 豨莶草、防风、秦艽各18克，水煎服，每日2次。

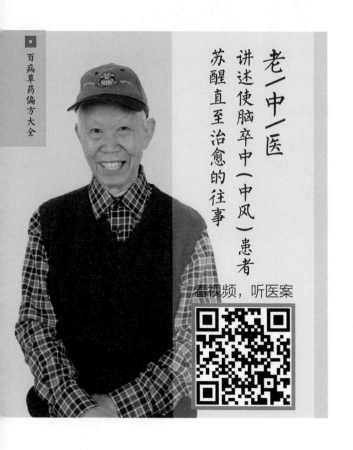

老一中一医

讲述使脑卒中（中风）患者

苏醒直至治愈的往事

百病草药偏方大全

看视频，听医案

（编者按：此方用于突然口眼歪斜、半身不遂、语言不利兼有怕风及关节疼痛者。）

❸ 人参、附子各10克，水煎后慢慢灌服。

（编者按：此方用于突然晕倒，不省人事，张口伸手，二便失禁，肢体瘫软者。）

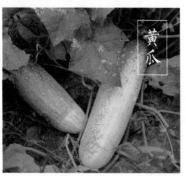

黄瓜

癫痫

❶ 韭菜汁少许，撬开嘴巴灌服，可醒。

❷ 痰多者，以丝瓜蒂6个，浓煎汤服后催吐。

❸ 黄瓜藤60克，煎汁，分上、下午2次服。

❹ 苍耳子、米仁根各30克，水煎服。

❺ 风热多痰者，以雄黄与朱砂研末，制成丸剂服用；以蚯蚓、蜈蚣、白僵蚕，浸酒饮服；人胎盘血煮熟后食用；鸭跖草、细辛、防风各10克煎汤服。

❻ 风虚者，以天麻、当归各9克，水煎服。人参、辰砂、蛤蚧粉研末，加入猪心内的血，制成丸服。

❼ 鸡蛋3个，白酒50毫升，共搅入锅内后加1条蜈蚣粉末，待蛋熟后起锅，每日分3次吃完，连吃5~7日。

⑧ 栀子、大黄、黄连各10克，水煎服。

（编者按：治情绪急躁，心烦失眠，口苦咽干、便秘者。）

⑨ 取干桃花粉120克，分成8份，于发作时每日2次，每次各服1份，用淡明矾水送服，连服12日。

⑩ 七叶一枝花，研细末，每次吞服1.5克，1日3次。

（编者按：对轻症者有效。较重者亦能延长发作间隔时间。）

口眼歪斜症（面瘫）

口眼歪斜症（面瘫）内服方：

大蜈蚣2条，研成细末，以15克防风煎汤冲服。

（编者按：适用于发病初期时治疗。）

口眼歪斜症（面瘫）外治方：

① 鳝鱼鲜血涂患处，日涂2～3次，左歪涂右颊，右歪涂左颊。

② 生南星适量，研细末，以生姜汁调敷患病对侧。

③ 皂角研末，用好的醋调匀，抹于口边脸面。左斜擦右，右斜擦左。

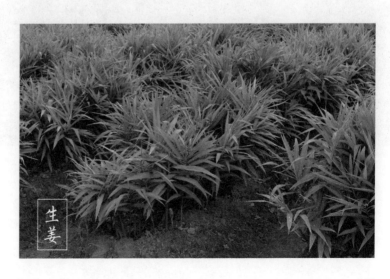
生姜

面神经麻痹

以黄鳝鲜血浓涂面。左歪抹右，右歪抹左，每次抹2分钟，1日3～4次，3～5日见效。

肌肉萎缩症

① 鲜芦根30克，木瓜16克，麦冬10克，水煎服，每日2次。

（编者按：用于高热后双足萎软不能行走，肌肉渐消，关节僵硬，皮肤干燥之肌肉萎缩患者。）

② 人参、牛膝各100克，当归200克，五加皮300克，酒精度60度的白酒1500毫升。将上药浸泡于白酒中1个月以上（密封，常摇动）。1个月后，每次服20毫升，每日2次。

（编者按：用于治疗双下肢萎缩无力，体瘦，腰膝酸痛，神疲怠倦之肌肉萎缩病人。）

健忘症

人参猪油炼过后，酒送服；莲子研末常饮服；酸枣、茯苓各12克，水煎服。

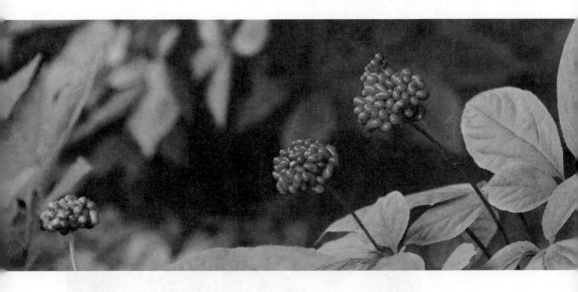

寒邪

① 橘核炒研成末3～6克，用酒调服。

② 桃仁炒研成末3～6克，用酒调服。

③ 鲜荔枝根30～60克。

（编者按：治寒气盛所引起的胃寒痛。）

热邪

① 绿豆120克，荸荠10个，煮烂喝汤，能退热止渴。

② 多食梨、柿、李、乌梅、香蕉、甘蔗退火，饮服人乳；肥胖者宜食猪肉。

③ 玄参、丹参各20克，泡水1小时后频服；生地黄30克与蜂蜜同煎服；熟地黄研末与姜汁制成丸服，以滋阴抗火。

④ 薄荷叶、水浮萍一把煎汤服；柴胡12克煎汤服，以散热降火。

⑤ 雪水、冰水、井水混合饮服；牛胆研末口服；李叶、桃叶、枣叶分别煎水服；黄连、黄芩、桔梗、青蒿各等分水煎服。

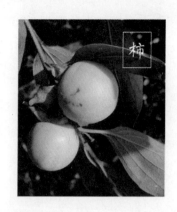

柿

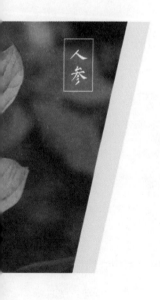

人参

风邪

① 血滞者：韭菜适量榨汁饮服；以桃仁浸酒制成丸服；以当归、丹参各10克，浓煎后加蜜、酒冲服。

② 血虚者：枸杞子或冬青子适量浸酒服；乌骨鸡煮酒服食；板栗或松子适量，每日服食；天麻、人参各9克，炖服。

③ 风热湿热者：竹沥、竹叶各10克加姜汁煎汤服；鲜梨榨汁服；侧柏叶20克加葱白、酒共捣后煎服；绿豆煎汤服几日；甘草、桔梗、菊花各10克，煎汤服。

④ 风寒风湿者：鳝鱼熬成浓汤汁食用；五加皮酿酒服；乌蛇浸酒30日后适量饮用；石菖蒲炖酒服；大豆炒焦后投入酒中饮用；豆豉浸酒7日后饮用。

⑤ 风致痰涌者：化橘红250克，浓煎成水1碗服；适量醋、蜜调和服；莱菔子研磨取汁服。

⑥ 发散驱风法：葱白、生姜适量食用；荆芥、薄荷适量，研末加童尿、酒调服。

湿热邪气

湿热邪气内服方：

鲜梨树叶，30～50克，水煎服。

湿热邪气外治方：

桃叶适量，盐少许，共捣烂，敷于太阳穴。

（编者按：治风热湿热头疼。）

痰饮邪气

① 宣吐法：莱菔子8克，乌梅9克，煎汤服；频饮梨汁、茶水、石胡荽汁或虾汁。

② 荡涤法：桃花研为末水冲服或用芫花煎水服。

③ 祛风化湿去郁结法：以橙皮、柚皮、陈皮适量，水煎服；半夏6克、生姜5片、茯苓16克，煎汤服；以米醋或烧酒少量饮服；以老杉木片20克，水

煎服。

④ 湿热火郁者：以茯苓20克，水煎服；以竹沥、竹茹、竹叶各10克，水煎服；甘蔗汁、梨汁、藕汁或茶水饮服；常食牡蛎或蛤粉。

⑤ 气滞食积者：以旱菜、茼蒿、山楂、咸杨梅适量食用；以米醋25克、莱菔子10克，水煎服；以酒曲3克或神曲9克，水煎服；食用牡蛎、蚌粉可化积。

⑥ 板栗肉250克，煮猪瘦肉吃。

（编者按：对慢性支气管咳嗽有补益效果。）

寒热往来

① 以补中清肺法治疗；豌豆、绿豆、赤小豆煎汤服；茯苓、酸枣、山茱萸煎服；黄芪、沙参煎汤服。

② 以和解法治疗：冬瓜泡汁饮服；龟甲或蛤蜊、贝子煎汤服；茄子、马齿苋、薤白煎服；知母或丹参、甘草煎汤服。

③ 治无病变因体虚长期低热，汗少胃口差者：以青蒿、藿香各10克，嫩白薇12克，栀子16克，云苓20克，水煎服。

（编者按：适合长期低热、手足发烫、全身微酸者。）

藿香

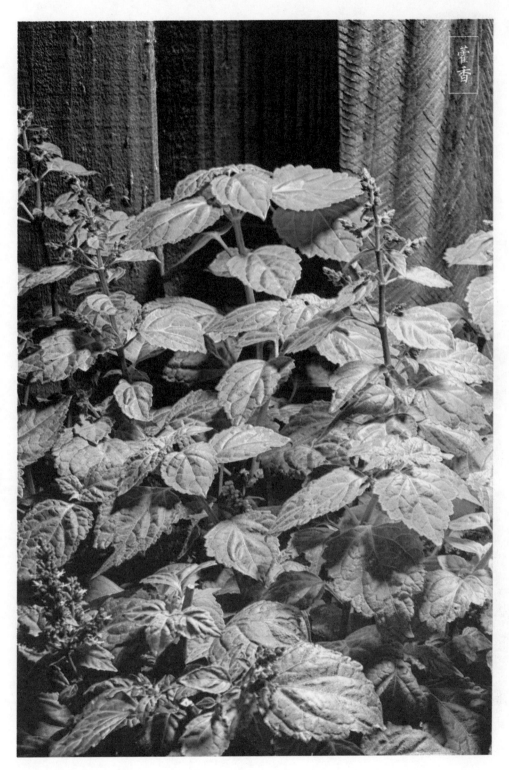

调和诸气

① 调血气：以乳香、没药各6～8克，水煎服；以当归、姜黄各10克，煎汤服；香附10克，水煎服。

② 调冷气：以艾叶捣汁饮服；豆蔻、五味子各10克，水煎服。

③ 调郁气：可食莱菔子、葱白、胡荽、蒿苣，因有化积、开胸顺气作用；以青橘皮、茴香、甘草各等分，研末同服；赤小豆有缩气、散气作用，宜水煎服；香附有解诸气郁结效用，取水煎服。

④ 调化痰气：以枇杷叶、杨梅各适量煎汤服；龟甲加酒烧烤后，与柏叶、香附制成丸服；荞麦、生姜、陈皮、柚皮同煮食或煎汤服；半夏、桔梗、苏子各8克，水煎服。

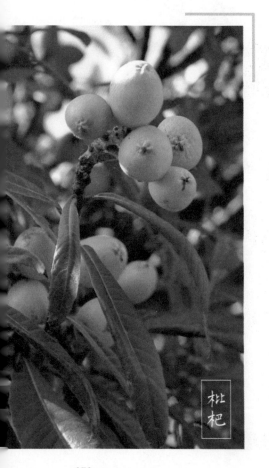

枇杷

诸汗证

诸汗证内服方：

① 血虚者：以猪心切开，加入人参10克，当归8克煮食；以当归10克、熟地黄16克，加姜汁、蜜、酒煎服。

② 风热者：以小麦、浮麦、荬麦制成丸子后煮食；以霜打后的桑叶研末冲服，1次8克，每日3次；以竹沥汁加热后饮服；以荆芥10克煎服。

③ 气虚者：以黄母鸡同麻黄根30克煮汁后，加入肉苁蓉10克，牡蛎粉30克，同煎水服；以牛肚熬成肉羹后食用；以猪肝制成丸，以食用全身汗出为限；以艾叶10克，茯神、乌梅各12克煎水服；人参10克、当归12克与猪肾同煮食。

④ 淮小麦50克，桂圆肉、红枣各6克，甘草10克，水煎服。

（编者按：治诸汗。）

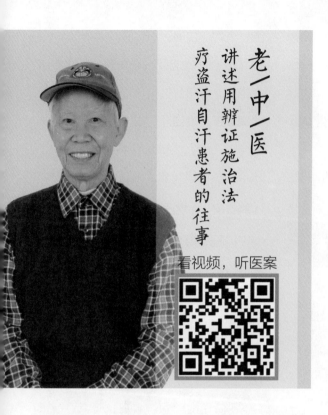

老一中一医

讲述用辨证施治法

疗盗汗自汗患者的往事

看视频，听医案

⑤ 桑叶60克，炒焦搓碎，煎汁代茶饮。

（编者按：治盗汗。）

⑥ 黑大豆16克，浮小麦30克，乌梅5克，水煎服。

（编者按：治自汗。）

⑦ 浮小麦15克，桑叶12克，水煎服。

⑧ 牡蛎20克（碎），水200毫升，早晚分服。

⑨ 虫草10克，炖鸭肉或排骨或太子参均可，连服3～5日。

⑩ 生地黄、龙骨各15克，地骨皮10克，浮小麦30克，水煎服，1日1剂，2次分服。

（编者按：治盗汗。）

⑪ 黄芪、牡蛎、浮小麦各36克，生地黄、熟地黄各16克，当归、炒黄柏、炒麻黄根各9克，炒黄连6克，水煎服，每日1剂。

（编者按：治虚汗、盗汗。）

⑫ 陈艾叶8克，白茯苓10克，乌梅4个，水煎临睡时温服。

⑬ 党参（去芦）30克，茯苓16克，酸枣仁12克，水煎，米汤送服，每日1剂。

（编者按：治盗汗。）

⑭ 韭菜根100克，水煎服，每日1剂。

（编者按：治盗汗、自汗。）

⑮ 猪心1个，黄芪、党参各16克，五味子6克，纳入猪心内，以线扎紧，加水炖熟，吃肉饮汤，每日1剂，连服3剂。

（编者按：治虚汗、盗汗、自汗症。）

⑯ 浮小麦、大枣各50克，水煎服。每日1剂。

（编者按：治盗汗症。）

⑰ 黄芪、防风、炒白术各6克，生姜2片，每日1剂。水煎服。

（编者按：治自汗症，不因劳动、发热、穿厚衣服而汗自出者。）

⑱ 黑豆衣、浮小麦各25克，饴糖50克。3药水煎后，再调入饴糖，温服，每日1剂。

（编者按：治因病后虚弱引致的自汗、盗汗。）

⑲ 百合、太子参、北沙参各25克，饴糖50克。3药水煎后调入饴糖，温服，每日1剂。

（编者按：治气阴虚所致自汗，症见乏力、气短、口渴。）

⑳ 糯稻根100克，红枣6个，水煎液分早晚服，每日1剂。

（编者按：治盗汗、虚汗及多汗症。）

㉑ 燕麦50克，米糠30克（另布包），水煎后加饴糖15克。

（编者按：治虚汗不止、自汗及盗汗。）

诸汗证外治方：

❶ 黄芪、葛根各30克，荆芥10克，水煎30分钟后，将双手先熏后浸盆泡洗，连续3日。

（编者按：治手汗。）

❷ 五倍子50克，研细末，每晚用自己唾液调3克为糊状，敷在肚脐上，纱布固定，次日揭去。

（编者按：治虚汗。）

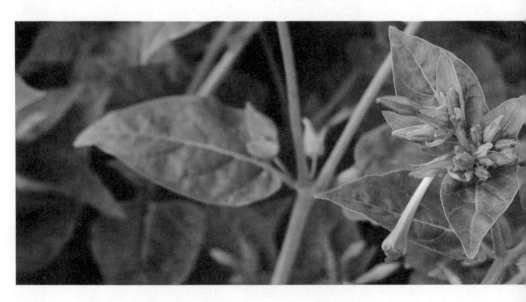

③ 葛根、白矾各30克，水煎后先熏后泡手。

（编者按：治手汗。）

④ 五倍子适量研细末，以凉开水调成糊状，填于肚脐后以纱布固定24小时。连续调敷3～5日。

（编者按：此方治不明原因入睡后出汗，醒来即止者。）

脾胃证

① 食滞证：可食用鳖甲、淡菜、鳝鱼；以食盐擦牙漱口；以杏仁研末或山楂、李子、茶饮服；以大麦、荞麦、饴糖食用，助消化。

② 因酒毒伤胃：以猪肾加葛粉烧烤食用；以菊花研末冲酒服；以鸡内金与豆粉研末制成丸服；饮用葛根汁、白茅根汁；以绿豆、黑豆煮食。

③ 因疲倦所致：以荠菜、苣蓿、胡萝卜、大麦、小麦、糯米、粳米等食之；以蜂蜜、鳟鱼、鲫鱼、鲤鱼、虾、鳖等补脾胃品常食之；以鸡、雀、狗肉、羊肉、牛肉等补之；以甘草水煎服；以大枣、陈皮、橄榄、莲子、藕、甘蔗益补脾胃；以人参煎膏与姜、蜜同服。

④ 虚寒所致：以姜蒜、韭菜、薤、糯米和烧酒常服；以附子、山姜各6克，水煎服。

⑤ 治胃痛：将紫茉莉花根40克，煎汤取汁后，将1个猪心切碎，煮熟食之。

⑥ 治胃痛吞酸：猪肚1个，洗净后将500克大枣纳入猪肚中，隔水炖至熟烂，吃肉、枣，饮汤，随量服，适用

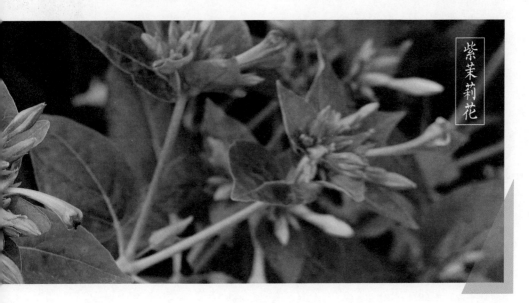

紫茉莉花

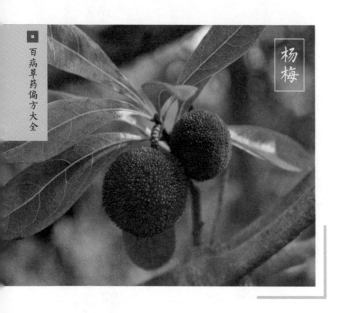

杨梅

于胃痛已久者；鸡内金10克，韭菜籽3克，共研末，生姜汤送服，1日2次，适用于胃痛夹湿，喜按者；五灵脂3克，蒲黄、乌贼骨各2克，共研为末，于饭前用温开水送服，适用于胃刺痛或兼有出血者。

7 治胃气痛：杨梅树根30克，洗净，切碎，炖鸡1只（去头、脚、内脏），喝汤吃鸡肉。

瘀血证

1 煮鱼鳞或鳖甲食之。

2 韭汁适量饮用。

3 当归、丹参各适量，水煎服。

4 大黄适量，酒煎服。

5 山楂、荷叶、藕、川椒各适量，水煎服。

6 赤小豆、米醋、生姜、黄麻根各适量，水煎服。

7 葱汁、莱菔子、生姜、干姜各适量，水煎服。

中腹胀满

1 湿热气郁者：以桔梗、枳壳，水煎服；以茯苓、人参各10克，炖服。

2 食滞者：以生姜、制半夏各10克，水煎服；以陈皮10克，茴香、甘草各6克，加食盐2克，水煎服。

3 脾虚者：人参10克，橘红6克，羊肉100克，加陈皮、姜、同煮面条食用。

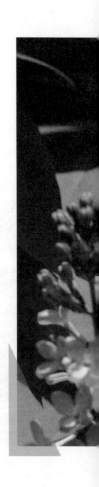

胸腹胀满

① 气虚者：以山药炒至半熟时研成末，水饮服；甘草6克、人参8克，炖服；生槟榔捣成粉末冲服。

② 积滞者：以陈皮20克，水煎服；胡蒜、山楂各适量，水煎服；神曲12克，莱菔子10克，水煎服。

③ 湿热者：猪血晒干后，研成末，早晨用酒调服（忌晚上食用）；桔梗、半夏、陈皮各10克，水煎服。

④ 寒湿者：制附子、人参各6克，生姜末4克，水煎服。

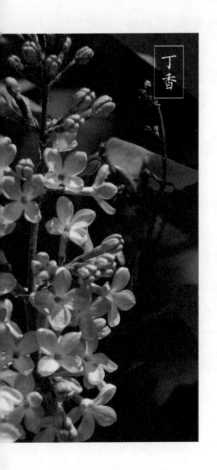

丁香

咳嗽气逆

① 花生仁、大枣、蜂蜜各30克，水煎后饮服。

（编者按：治久咳不止。）

② 雪梨1个，蜂蜜30克，炖水服。

③ 花生仁60克，猪肺1具，炖烂吃。

（编者按：可治肺结核咳嗽。）

④ 白茄子60克，煮后去渣，加蜂蜜适量，分2次服。

（编者按：治日久咳嗽，连咳不止有效。）

⑤ 丁香4克，柿蒂8克，生姜片4片，水煎10分钟，煎2次，合并药液，1日内分2次服完。

（编者按：此方对胃塞感之呃逆、呕吐不止有效。）

⑥ 扁豆40克，生姜丝6克，先将扁豆炒黄、研粉，用姜丝水煎液送服。

（编者按：对饱食、消化不良导致呃逆者有效。）

⑦ 黑芝麻、白糖各适量。先将黑芝麻炒熟，捣

碎，伴入白糖，每次服数汤匙，温开水送服。

（编者按：对呃逆效佳。）

⑧ 蛤蚧与人参共制成丸加入糯米粥煮食；以韭菜汁300～500毫升，1日分数次服；以人参研末，用米汤送服。

（编者按：此为虚咳者用。）

⑨ 凡因痰气上涌咳逆者，以猪蹄指甲、半夏、白矾煅烧后研末，加少许人工麝香，冲服；以陈皮、杏仁炒研成末，用蜂蜜调和后，口中含咽；以阿胶、紫苏、乌梅各9克，水煎服；以半夏、皂荚各10克，水煎服。

⑩ 凡因风寒所致者，以鲤鱼烧研成末后加入粥中食用；以苏叶、陈皮同水煎服；以肉桂同干姜制成丸服。

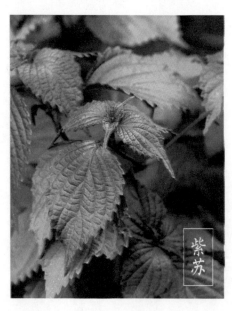

紫苏

劳倦

① 取甘草23克，水煎服。

② 取人参10克，浓煎后加姜、蜜适量同服。

③ 常食用豆类、糯米、粳米、大枣、莲子、甘蔗、蜂蜜、鱼、虾、淡菜。适当食用鸡、雀、狗肉、羊肉和牛肉及蛋品、乳品。

④ 黄豆150克，过路蜈蚣100克，水煎服。

（编者按：治过度疲劳。）

⑤ 常吃板栗，不拘量，能增食欲，强脚力。

（编者按：治小儿足软无力症。）

口渴

① 生吃苹果适量。

（编者按：治热病口渴。）

② 西红柿适量，洗净，用开水烫过，加白糖伴吃。

（编者按：治口渴及食欲不佳。）

③ 西瓜1个，剖开，取汁1碗，徐徐服之。

（编者按：治热病，烦躁口渴有效。）

④ 鲜苦瓜1个，剖开去内囊，切碎，水煎服。

（编者按：治烦热口渴。）

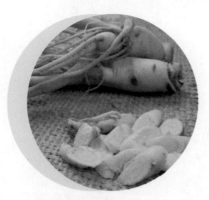

人参

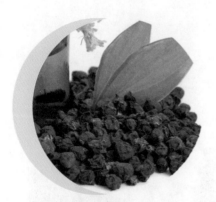

五味子

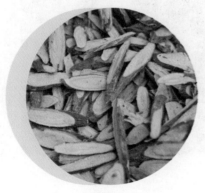

甘草

⑤ 蚕茧煮汁服或蚕蛹煎酒服；冬瓜藤或柄煮汁饮服；薏苡仁煮汁服用；赤小豆、绿豆煮汁饮服；小麦熬粥饮、食；麦冬、黄连制成丸服。

⑥ 生津润燥：以煨鸡汤澄清饮服；乌梅稍烘烤后，研成末，水煎服；蔓菁根、竹笋、生姜加鲫鱼胆制成丸服；生高粱米、粟米、麻子仁煮汁饮服；白芍、甘草煎汤服。

⑦ 补虚滋阴：以兔头骨1具，煮汁饮服；以水牛肉、牛脑共煮食；羊肉同胡瓜子、姜汁、面粉共煮食；以雄猪肚煮汁饮服；猪脊骨加甘草、木香、石莲、大枣，水煎服；鲫鱼煨茶叶食之；鹅、白公鸡或黄母鸡，煮汁服；枸杞子煮食或泡酒服；人参研末后加鸡蛋清调服。

烦躁

① 孵出小鸡的蛋壳，烧研成末，用酒调服。

② 竹茹、淡竹叶、竹沥、酸枣仁煮汁服。

③ 西瓜、甜瓜、乌梅、大枣捣汁饮服。

④ 小麦、糯米水、赤小豆、米醋、水芹菜煎汁服。

⑤ 常食用荔枝、橄榄、菠萝蜜、梨汁、葡萄、甘蔗、藕等果品，能除烦。

⑥ 甘蔗根、五味子、甘草，水煎服。

水肿

① 黄瓜1根，切成两半（不挖籽），以水和醋各半煮烂，于空腹炖服。

② 取草药见肿消（别名商陆、湿萝卜、山萝卜、土苋参）30～40克（鲜），水煎服，连服3日。

（编者按：此草药兼治白带、支气管炎、脱肛、关节扭伤。）

虚损

① 血虚者，常食牛骨髓，长饮牛奶或羊乳；常吃羊肉或以羊肝枸杞子制成羹食；熟地黄16克，人参6克，茯苓10克，煮粥食。

② 精神虚弱者，常食用猪或羊脊髓；肉苁蓉加羊肉常煮食。

③ 气虚者，以猪肚、人参、粳米、姜同煮食；鳖鱼、鲈鱼、鲫鱼、淡菜烧烤食用；人参8克，柴胡6克，水煎服；莲子用酒泡后，放入猪肚中煮熟后制成丸剂服。

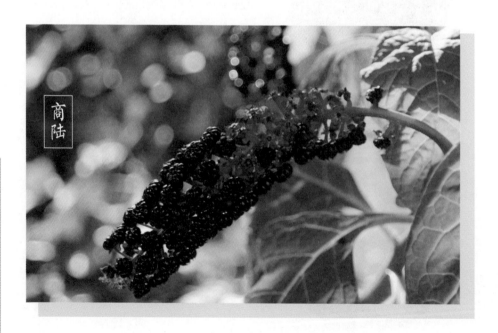

商陆

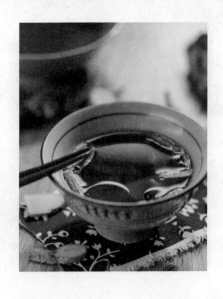

失眠

失眠内服方：

① 蜂蜜、白番鸭，煮汁饮服。

② 大枣同葱白，煎水服。

③ 灯心草煎汤代茶饮服。

④ 酸枣仁炒熟研末，用竹叶煎汤送服。

⑤ 莴笋适量带皮切片后，水煎服。

⑥ 陈醋60毫升，葱白3根，临睡前泡脚20分钟，并用葱白6寸捣烂，开水冲服。

⑦ 叶下白（细叶小曲草）60克，猪心1个，切碎后文火煮食。

（编者按：本方对神经性衰弱、心悸、失眠有效。）

⑧ 夜交藤100克，酸枣仁80克，共研细末，炼蜜为丸，均分为20份，温开水送服，日服2次。

（编者按：本方对失眠梦多、气短倦怠、心悸易惊者有效。）

⑨ 干桑葚子、莲子（不必去心）各30克，桂圆肉6克，水煎至莲子透烂，每日1剂，早晚分服。

（编者按：本方对神经衰弱，兼全身乏力、急躁易怒者有效。）

⑩ 淮小麦100克，粉甘草6克，大枣10枚，共煮粥，于早晚常服。

（编者按：适用于神经衰弱，烦躁不安，悲伤欲哭者。）

⑪ 金针菜（干品）30克，水煎20分钟后取汁，加冰糖少许，于临睡前饮服。

（编者按：编者治失眠患者逾百例，普遍有效。）

失眠外治方：

将切碎的洋葱放于枕边，其特有的刺激挥发成分，有镇静神经、诱人入眠的神奇功效。

嗜睡

① 木通10克，水煎服。

（编者按：适用于脾湿者）。

② 酸枣仁研成末，煎汤服，

或枣叶煎汤服。

③ 白苣、苦苣常食用。

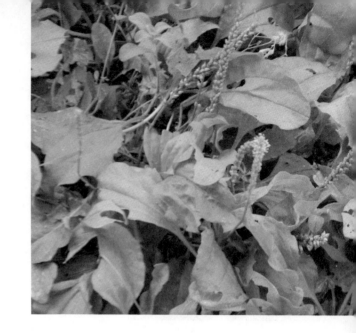

中暑

中暑内服方：

① 杨梅酒半杯，炖服。

② 绿豆100克，丝瓜花8朵，白糖适量，将绿豆先煮烂后加入丝瓜花8朵，煮10分钟，再加糖，待凉后吃豆、饮汤。

（编者按：此方对中暑引起胸闷、汗多、口渴者有效。）

③ 鲜竹叶心20克，鲜车前草30克，水煎20分钟，代茶饮。

④ 白糖、食盐各20克，井水500毫升，烧开后频频饮用。

⑤ 鲜鱼腥草、鲜南瓜藤各50克，洗净捣汁服，如有胸闷呕吐，可加刘寄奴30克，水煎服。

⑥ 甜瓜适量，随意生吃。

（编者按：对中暑尿少者有效。）

⑦ 鲜金钱草1握，捣烂，绞汁1杯，合泉水1杯调匀服。

⑧ 大青叶9克，马鞭草15克，山薄荷12克，车前草8克，水煎代茶饮。

⑨ 滑石18克，甘草9克，薄荷6克，水煎，代茶饮。

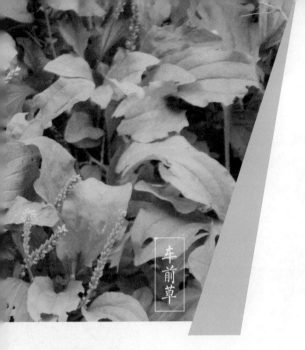

车前草

中暑外治方：

① 大蒜头数片，捣烂取汁，加温开水少量，滴入鼻孔内。

② 鲜韭菜适量，洗净，捣烂绞汁，滴鼻孔内。

③ 生姜汁适量，滴鼻。

④ 嫩车前草7片，搓柔软后塞鼻孔内，男左女右。

抗衰老

① 取鲜苦瓜100克，切薄片，开水煮沸后加1个鸡蛋清和虾皮适量，常服用，具解疲乏、清心、耳聪、明目和润泽肌肤作用，并使人精力旺盛、益寿延年。

（编者按：体弱偏冷者不宜多食。）

② 黄精30～50克，肉桂5克，常常炖食，可驻颜、益寿、不气虚、止寒热、添精髓、强筋骨、益脾胃、润心肺、耐寒暑。因其吸收了土地的精髓，故称"黄精"。

③ 取鲜松叶切细后研粉，每日饭前6克，调黄酒服用。亦可煮汁后熬粥食。虽味不佳，初吃不习惯，久则适应。常食令人不易衰老。轻身益气，不易饥饿，促生毛发。

肢体痿弱无力

① 白茯苓80克，加清水适量煎汤，代茶频饮（不加糖、盐），连服3～5日。

（编者按：此病多见于夏秋过劳后下肢体突然无力者。）

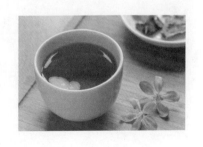

② 党参、白茯苓各20克，炒白术12克，制附子6克，加水连煎2次，1次20分钟，分2次服完。

（编者按：此方用于治疗症状较严重者，出现四肢瘫软、全身乏力的病人。）

房事头痛

① 桑白皮15克，桂心6克，大枣20枚，干姜6克，水煎服，每日1剂，2次分服。

② 桃仁、大黄、芒硝、柴胡各15克，香附9克，桂枝、川芎、甘草各5克，水煎服，每日1剂，分2次服。

③ 明雄黄（水飞净）9克，研细末，每日1～2克，陈酒冲服。

注：此症多由肝火旺、经行不畅、血结上冲而致，常伴有恶心呕吐、少腹胀满等症。

房事昏厥

① 桂枝、甘草各6克，龙骨粉、牡蛎粉各30克，牛膝10克，枣5克，姜3片，水煎服，每日1剂。

② 熟地黄、牛膝、制附子、肉桂、泽泻、艾草各适量，生地黄、牛角粉各30克，水煎服，每日1剂，早晚分服。

（编者按：适用于性交之中或性交之后，突然吐血、汗出气喘或昏眩，不省人事，脉细弱者。此方为镇阳煎，编者曾治多例，有效。）

注：房事昏厥，中医称为脱阳、交媾昏迷。因心脾两虚所致。不经治疗、静卧也可缓解。发病后可煎服上药之一方，禁房事1个月。

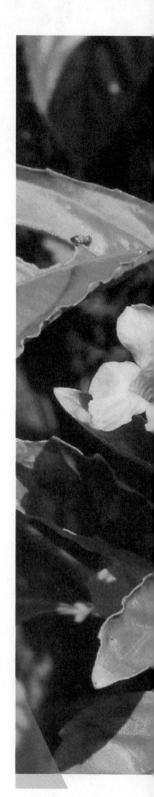

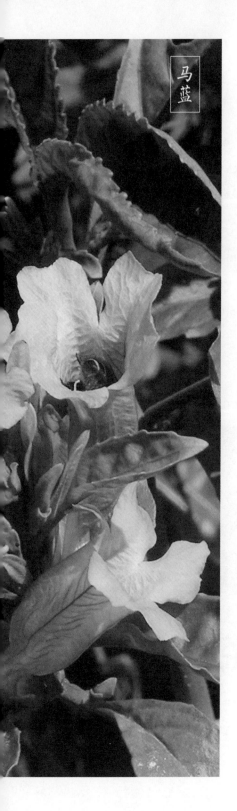

马蓝

胁痛

胁痛内服方：

① 治体虚痛：小茴香6克加枳壳末4克，用盐、酒煎服；以大豆适量炒焦后，同酒煎服；以黄芪6克炒猪胆食用；1个猪胆加姜汁50克共炒后，研成粉制成丸服。

② 治痰气所致胁痛：以韭菜适量煮食；以桃仁加槟榔8克煎酒服；以当归10克，牡丹花6克，煎水服。

③ 枳壳、柴胡各18克，水煎服，每日2次。

（编者按：适用胁胀痛呈窜走样不固定者。）

④ 龙胆草20克，水煎服，或加入雄鸡胆汁，调匀温服。

（编者按：适用于兼有目黄者。切忌辛辣食物。）

胁痛外治方：

外治以生姜、葱白、韭菜和艾叶适量加盐，同炒后热敷患处。

肋下痛

① 小茴香（炒）30克，枳壳麸炒15克，共研末，每服6克，盐汤调服。

② 茵陈15～30克，大枣5～10枚，水煎服，每日1剂。

③ 糯稻根30克，每日1剂，水煎服。

④ 马蓝30克，水煎服，每日1剂。

（编者按：治肝病肋下痛。）

腰痛

腰痛内服方：

① 治血滞腰痛：鳖肉煮食，青橘皮水煮服；西瓜皮干研末，用酒调服；橘核炒研成末，用酒调服；冬瓜皮烧研成末，用酒调服；丝瓜根烧研成末，用酒调服。

② 治虚损腰痛：以猪肾包杜仲煨食；以羊肾加杜仲烧烤食用；鳖甲烧烤后研末，用酒调服；老人腰痛，以山楂加鹿茸制成丸服。

③ 治湿热腰痛：以甜瓜子研末，用酒泡饮服；以青木香加乳香泡酒服。

④ 治风湿性腰痛：杜仲30克，徐长卿15克，水煎服。

⑤ 治外伤腰痛：十大功劳叶、桑寄生各30～40克，水煎服。

⑥ 丝瓜籽250克炒黄研粉，每日2次，每次4克，白酒送服。

（编者按：本方治肾虚腰痛、产后腰痛，效佳。）

⑦ 甜瓜子100克，酒浸10日，晾干，研末，每服10克，日服3次。于空腹温酒送服。

（编者按：本方治腰腿痛。）

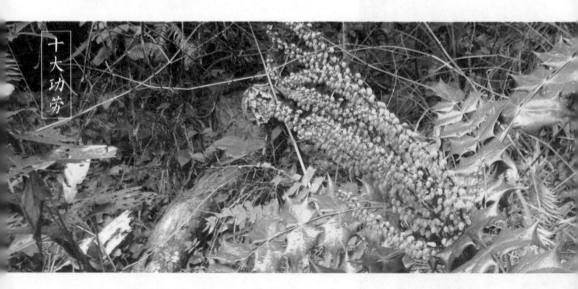

十大功劳

⑧ 橘核炒干研细末，日服10克，白酒调服。

（编者按：本方治闪腰疼痛。）

⑨ 橘子核、杜仲各60克，炒研末，每服6克，盐酒送下。

⑩ 白术30克，熟附片9克，水煎分2次服，每日1剂。

（编者按：**本方适用于腰痛发作时双眼难睁之患者。**）

⑪ 大黄、白芷、肉桂各10克，樟脑2克，好酒150毫升，泡24小时，每日2次，每次10毫升。

（编者按：**适用于治疗外伤性腰痛，一般3日左右见效。**）

⑫ 益母草、生香附各16克，桃仁9克，水煎服。

⑬ 威灵仙16克，研末。猪腰子2只，净后，去白膜、入药粉，以菜叶、纱布包扎好，不加盐，隔水煮熟，去药渣，吃腰肉。

腰痛外治方：

腰痛外治，以天麻、半夏、细辛同煮汁，熨患处；以大豆、糯米一起炒热后，熨患处；以桂肉用醋调后，涂抹患处。

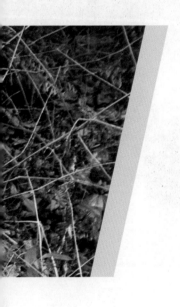

心腹痛

① 治火郁痛：以兔血加芥末、乳香末制成丸服；以粳米、高粱米一起煮汁服；以荞麦粉炒黄，用水煮服；以茶和醋同服；以黄连煮水服。

② 治中恶痛：以乌骨鸡加醋、麝香、珍珠煮服或同研煮汁服；以桃花、桃仁研末服；以豌豆、大豆、白扁豆同煮服。

③ 用猪心加胡椒10粒煮食；葱白捣成膏，用麻油送服；艾叶捣成汁饮服或研成末同香附、醋煮后，同制成丸服；陈皮水煎服；木香水煎服或木香粉用酒调服。

④ 活血疏气（同痰饮）以自然铜火煅后，用醋淬服；以自然铁火烧后，用酒淬饮；以高粱米加桃仁汁煮粥食；以丝瓜烧成末，用酒送服；以当归20克，水煎服。

治

骨伤外科病症方

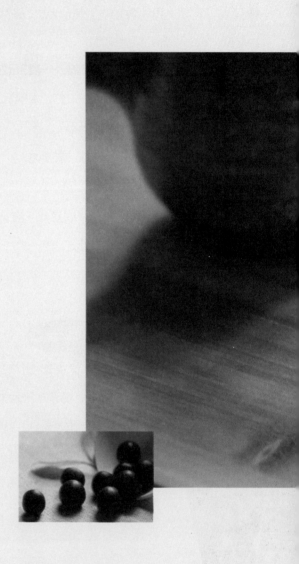

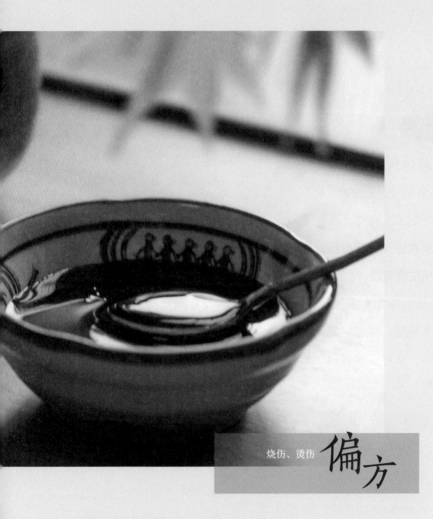

烧伤、烫伤 **偏方**

1.用优质酱油涂抹患处，干后即涂。

2.熟猪油适量，涂抹患处。

3.酒精度为60度以上高度白酒或医用消毒酒精，用药棉沾湿随即涂抹多次或酒精纱布覆盖创面。反复加湿，效佳。

4.生大黄、黄柏、黄连各20克，冰片0.5克，共研粉，调入适量凡士林，外涂患处，每日2~3次。

治骨伤外科病症方

瘰疬

瘰疬内服方：

① 夏枯草、蒲公英、鱼腥草、野菊花各30~40克，水煎服。

（编者按：治瘰疬初起未溃者，控制发展有效。）

② 蜗牛壳加牛奶共研成末，加大黄末炖服；连翘加瞿麦、大黄、甘草，水煎服；夏枯草煎浓汁熬膏服。

瘰疬外治方：

① 大蒜和吴茱萸捣烂，外涂；半夏加南星、鸡蛋清，外涂。

② 大蜘蛛5~10只，焙干或晒干，研粉，加入蜂蜜，调成糊状，外涂患处，每日2次。

（编者按：治瘰疬全程均有效。）

③ 白螺蛳30克，洗净、焙脆，研成极细粉末。每次以鸡蛋清调匀敷溃烂处，至收口痊愈。

④ 猫头骨1具，烧成炭。每次取适量细粉，加少许冰片、麻油敷患处。

（编者按：治瘰疬溃破者。）

痈疽

痈疽内服方：

① 猪蹄与通草煮羹食。

② 柳枝熬膏服。

③ 绿豆粉加乳香、甘草粉，开水冲服。

④ 连翘30克，水煎服。

⑤ 野菊花30克，全瓜蒌20克，水煎2次合液，分2次服完。

（编者按：适用于背痈初起，红肿疼痛伴恶寒者有效。）

痈疽外治方：

① 炖食并用浓猪蹄汁洗患处。

② 赤小豆加鸡蛋清涂患处。

③ 治背痈初起，红肿疼痛，取泡桐树叶30克，捣烂敷患处，外用纱布固定。

（编者按：对痈肿如杯大且腐败有恶臭者有效。）

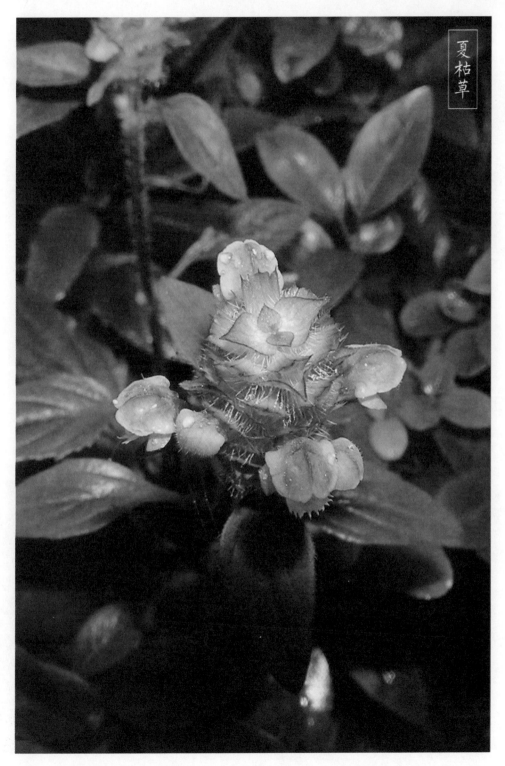

夏枯草

■ 治骨伤外科病症方

颈部淋巴结炎

颈部淋巴结炎内服方：

牛蒡子、金银花各20克，丹皮、皂角刺各10克。水煎服，每日2次。

（编者按：对初期红肿有化脓征象者有效。）

颈部淋巴结炎外治方：

鲜蒲公英、鲜野菊花各等量，共捣烂，外敷肿痛处。

（编者按：治急性淋巴结炎初起肿痛有效。）

腋窝部急性淋巴结炎

腋窝部急性淋巴结炎内服方：

蒲公英、金银花各50克，连翘20克，水煎服，每日2次。

腋窝部急性淋巴结炎外治方：

姜黄、大黄各20克，共研细末，调入香油，外敷患处，每日换药1次。

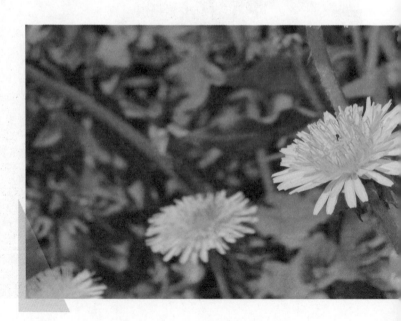

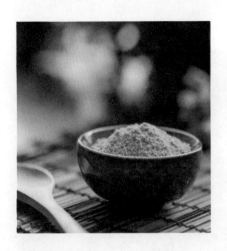

 丹毒

丹毒内服方：

① 以马齿苋捣汁服。

② 以连翘、丹皮、大青叶，水煎服。

丹毒外治方：

① 以蜜和干姜汁外涂。

② 以绿豆加大黄捣烂涂敷。

无名肿毒

① 八角莲（又称六角金盘），加酒或醋磨成糊状，涂敷患处，每日3~5次，涂后即有微凉感，2小时内止痛，1~2日硬结消散。

（编者按：编者曾治20余例，疗效满意。）

② 豆腐渣放在砂锅内焙热，制成饼，贴于患处，冷了更换，连续多次，多能见效。

③ 独头蒜3~4个，捣烂，加麻油调和，做成饼块贴患处。

④ 大黄末适量，调好醋涂患处。

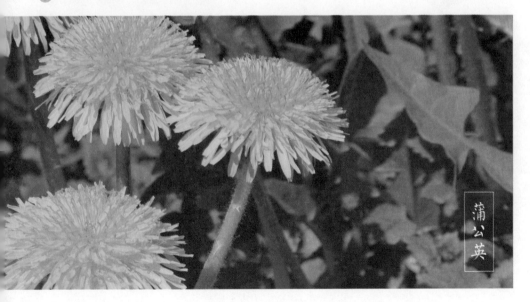

蒲公英

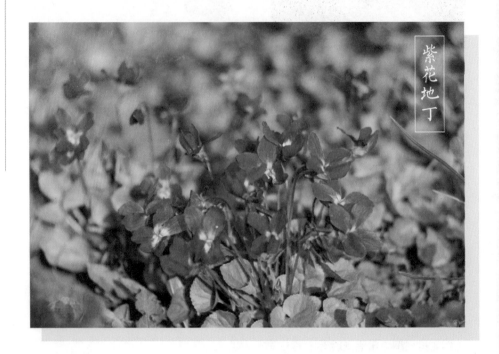

紫花地丁

甲沟炎内服方：

紫花地丁、黄连、黄柏、金银花、连翘各15克，水煎服，每日2次。

甲沟炎外治方：

① 生大黄烘干，研细末，以食醋调匀，敷患处，每日换药1次，3～7日痊愈。

② 取鲜白萝卜叶适量，加食盐捣烂后敷患处，每日1换，至愈。

③ 取白花水仙花适量，加少许食盐，共捣烂外敷患处。

④ 紫花地丁25克（研末），加鸡蛋清少许，调匀敷患处。

破伤风

① 急用蝉蜕16克（或全蝎6克），研为细末，以适量温热黄酒送服。服药后随即盖厚被催汗。

② 大葱1根（连同白须），白矾10克。将大葱连须切碎后与白矾一起加水煎成一盅药液，趁热服光，并随即盖被发汗。

（编者按：适用于破伤风所致抽风、牙关紧闭者。）

注：为慎重起见，上法仅供山区紧急处理时用，此病仍须急送正规医院医治。切勿延误病情。

天疱疮（脓疱疮）

① 蚕豆荚（外壳）或蚕豆皮衣，炒炭、研末，外敷或用麻油调敷。

② 鲜马齿苋、鲜灯笼草各30克，洗净捣烂，敷患处。

③ 丝瓜叶适量，洗净，捣烂敷患处。

④ 鲜虎耳草，洗净，捣烂取汁，加入滑石粉少量，调涂患处。

⑤ 垂盆草适量，洗净，捣烂，敷患处。

⑥ 野菊花适量，煎浓汁，洗患处。

注：脓疱疮是常见的一种化脓性皮肤病，易接触传染，好发于夏秋季，儿童为易感人群，多因皮肤不洁或痱子抓破引起感染所致，表面为水疱或脓疱，很痒，易抓破糜烂，渗黄水。

黄水疮

黄水疮内服方：

金银花、萆薢各16克，黄连、黄芪、黄柏、栀子、苍术皮、薏苡仁各10克，水煎2次，合并煎液，分2次服完，每日1剂。如有大便秘结者，加大黄10克同上药煎服。

黄水疮外治方：

① 生土豆适量，捣烂成浆状，外敷患处，每日换药1次。

② 黄柏适量，研末，加入香油少量调敷患处，每日2次。

③ 苍术适量，研末，撒敷患处。

（编者按：适用于黄水较多者。）

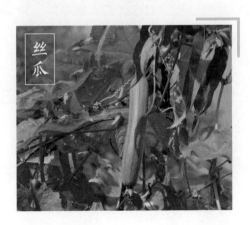

丝瓜

④ 马齿苋120克，水煎，取浓汤敷患处。

（编者按：适用于黄水较多者。）

⑤ 蒲公英、野菊花各120克，水煎取浓汤，清洗患处。

⑥ 硫黄6克，研细末，加入凡士林调匀，外敷疮面上，每日换药2次。

⑦ 黄瓜藤阴干，火煨存性，加枯矾研细末，香油调涂患处。

"老烂脚"（臁疮）

"老烂脚"（臁疮）内服方：

黄芪25克，当归15克，白术10克，水煎2次分服。

（编者按：适用于疮臭兼发热恶寒者。）

"老烂脚"（臁疮）外治方：

① 新鲜紫茄子皮，捣烂，外敷患处。

② 蚕豆叶适量，洗净，捣烂敷患处。

③ 鲜豆腐渣适量，放入锅中炒至微热，外敷患处。每日1换。

④ 杉木老节（越久越好）数节，烧炭，研细末，调入麻油，外敷疮面，每日用盐水洗净后换药。

（编者按：适用于疮烂发黑有腥臭者。）

⑤ 轻粉、煅石膏各30克，黄柏、青黛各10克，共研细末，温盐开水洗净创面后，将药粉撒于患处。

（编者按：适用于痛痒难忍，流水较多者。）

下肢慢性溃疡

下肢慢性溃疡内服方：

黄芪、党参、白术、牛膝、金银花各20克，红枣7个，甘草5克，水煎2次分服，每日1剂。

（编者按：适用于疮口紫黑腐烂流污水者。）

下肢慢性溃疡外治方：

① 蚕豆叶适量，洗净，捣烂敷患处。

（编者按：适用于疮面流水较多者。）

② 新鲜豆腐渣适量，先放入锅中炒至微热后，取出外敷疮面，每日换1次。

（编者按：适用于疮面周围肿胀，流水多且痒痛难忍者。）

③ 陈旧杉木结数节，烧制成炭，研为细末，调入麻油，外敷疮面，每2日换药1次。

（编者按：适用于疮面溃烂发黑，有腥臭气味者。）

④ 鲜桑树根白皮（表皮刮净）100克，生、熟石膏各40克，生桐油适

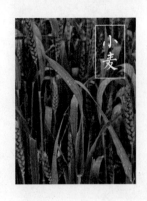
小麦

量。上药捣极碎后，加入桐油调成膏状，以浓茶水洗净疮面，敷以膏药，纱布，绷带固定，每日换药1次，可使溃烂创口去腐生肌。

⑤ 覆盆子叶30克，焙干研细末，先用蜂胶4日的淘米水洗净疮面，撒上药粉，每日1次。

（编者按：适用于疮面溃烂者。）

⑥ 大黄30克，甘草10克，共研细末。用煮好的萝卜汤洗净疮面后，撒上药粉，每日换药1次。

（编者按：适用于疮面流水较多者。）

瘿瘤疣痣

瘿瘤疣痣内服方：

以牡蛎、淡菜、蛤蜊，常煮食；小麦醋浸后，加海藻末，用酒调服；贝母加连翘共煎服。

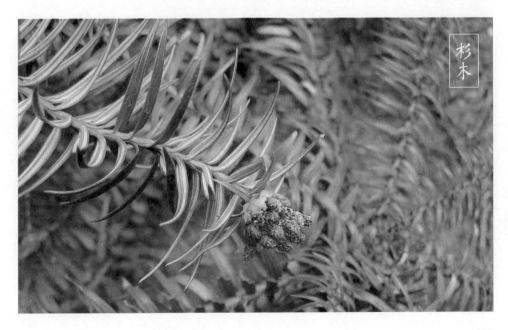
杉木

瘰瘤疣痣外治方：

① 以杏仁加鸡蛋清，共研匀，外涂。

② 治身、面长疣：以老松树脂、柏树枝若干，共研细后，涂于患处，连续几日，自然消失。

烧伤、烫伤

① 用优质酱油涂抹患处，干后即涂。

（编者按：适用于小面积轻度烫伤、灼伤、红肿疼痛者。）

② 熟猪油适量，涂抹患处。

（编者按：治疗轻度水、火烫伤，普遍有效。）

③ 酒精度为60度以上高度白酒或医用消毒酒精，用药棉沾湿随即涂抹多次或酒精纱布覆盖创面。反复加湿，效佳。

（编者按：适用于小面积轻度烫伤、烧伤患者。）

④ 绿豆芽或鲜黄瓜适量，捣汁频涂患处。

（编者按：适用于轻度烫伤、烧伤患者。）

⑤ 鸡蛋清1个，香油10克，调匀，常涂患处。

（编者按：适用于刚烫伤创口。）

⑥ 鲜丝瓜叶适量，捣烂成浆状，常涂患处。

⑦ 鲜蒲公英、紫花地丁各等量，共捣烂，加入1个鸡蛋清调匀，敷患处。

⑧ 苦参50克，研细末，调适量麻油，敷患处。

（编者按：适用于中度热水、火烫伤者。）

⑨ 生大黄、黄柏、黄连各20克，冰片0.5克，共研粉，调入适量凡士林，外涂患处，每日2~3次。

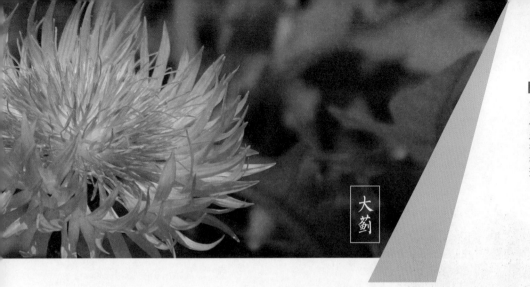

大蓟

（编者按：适用于较重烫伤，软组织损坏，渗出浆液，剧痛难忍者。）

⑩ 沸水烫伤后，立即用好酱油涂抹患处，有止痛和修复皮肤作用。

⑪ 取老杉木皮若干，烧存性后，研细末，加鸡蛋清调敷，2~3日即愈。

⑫ 治烧伤、烫伤溃疡溃烂：取柏叶适量捣烂后敷于患处，缚定，连续3日，可愈。

⑬ 南瓜囊捣烂，外敷患处，每日换3~4次。

⑭ 鲜蒲公英或鲜大蓟洗净，捣烂敷患处。

⑮ 松花芯粉适量，麻油调和，抹患处。

⑯ 如疮面久不收口，用石榴皮（焙）30克，冰片1.5克，共研细末，麻油调匀，涂患处。

⑰ 丝瓜叶焙干研细，调蜂蜜涂之，或鲜丝瓜叶捣烂敷患处。

跌打损伤

跌打损伤内服方：

① 老黄茄子1~2克，切片，放瓦片上焙干，研为末。每次服10克，临睡前温酒送服。

（编者按：适用于外伤局部青肿者。）

② 熟大黄30克，光杏仁20克，黄酒600毫升。共煮15分钟，去渣临睡前1次服完。

（编者按：适用于因外伤，体内瘀血，头痛难忍者。）

③ 骨碎补、刘寄奴、延胡索各30克，水煎服。

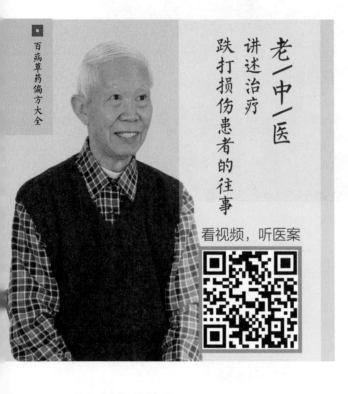

老中医讲述治疗跌打损伤患者的往事

百病草药偏方大全

看视频，听医案

④ 天青地白草30克，水煎服。

⑤ 陆英30克，水煎服。

⑥ 如陈伤久治不愈，经常隐痛者：茅莓根、灯笼草各30克，加盐少许，水煎服。

⑦ 鲜金银花30克，捣烂取汁，另加童便1杯，内服即见效。

（编者按：专治跌打后口吐鲜血。）

⑧ 内治活血法，以黑大豆煮汁频饮；以大黄8克，当归10克，桃仁6克，水煎服。

跌打损伤外治方：

① 鲜韭菜3份，面粉1份，共捣成糊状，敷患处，日2次。

② 海螵蛸、枯矾、五倍子各10克，研为末，敷于伤处。

（编者按：用于外伤出血不止。）

③ 生栀子10克，白芥子5克，共研末，加入鸡蛋清适量调匀，敷患处，外用纱布包扎。

④ 鲜土牛膝60克，加少许食盐共捣烂敷患处，绷带固定，每日1剂，用于踝关节扭伤，2次即见效。

⑤ 外治散瘀方：以适量萝卜、生姜加葱白和面炒后，敷患处；以适量麦麸用醋炒后食用；以大黄粉10克，用姜汁调涂患处。

⑥ 芒硝适量，放入冷水中搅拌，使其充分溶解。以棉花球浸湿频擦伤处，数分钟后，以纱布隔薄膜包扎，见干即换，可消肿、化瘀、减痛。

挫伤

① 鹅不食草、韭菜根、香附子、姜黄、乌桕叶各适量。捣烂酒炒后敷于挫伤处。每日换1～2次药。

② 红背菜、透骨消、水泽兰、田基黄各适量，捣烂，酒调匀，敷于患处。每日1～2次。

急性扭伤

急性扭伤内服方：

① 神曲2块，黄酒50毫升。先将神曲放入火中烧红，迅即投入酒中，过滤去渣，炖服。

（编者按：适用于内伤腰痛，不能弯曲者。）

② 枳壳、川芎各20克，红花15克，乳香、没药各10克，水煎2次，合并煎液，分2次服，每日1剂。

（编者按：适用于早晚急性扭伤者。）

③ 杜仲、川芎、牛膝、独活、续断、桑寄生各15克，水煎2次，合并煎液，分2次服，每日1剂。

（编者按：适用于腰扭伤后期患者。）

④ 白术30克，附片10克，水煎2次，合并煎液，分2次服。

（编者按：适用于腰、腿扭伤疼痛，发作时双眼睑沉重难睁者。）

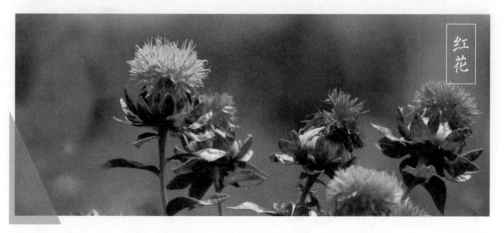

红花

急性扭伤外治方：

❶ 大蒜头1个，去皮，切开，反复擦脚心直到发热。

（编者按：适用于腿筋扭伤者。）

❷ 酒酿和鲜生地黄各适量，共捣烂，炖热敷患处。

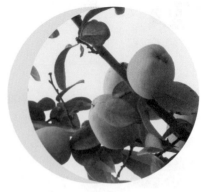

木瓜

脚、膝扭伤

木瓜1个，洗净切片，加入适量酒同煮15分钟，取出捣烂成浆状，外敷肿痛处，用纱布包扎，冷后再加热重敷，每晚3～5次。

（编者按：适用于脚、膝筋疼者。）

腰扭伤

❶ 穿山龙60克（鲜品），老黄酒适量，炖服。

❷ 党参30克，川断20克，红花、细辛各3克，水炖服。

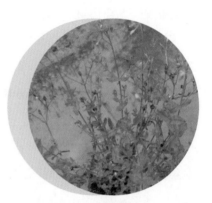

田基黄

创伤出血

❶ 田基黄、马蹄金各适量，捣烂外敷伤口，血止，并有生肌抗感染作用。

❷ 松树嫩叶、白背桐叶，共捣烂，外敷患处。

❸ 苎麻叶研末撒伤口或鲜叶捣烂敷患处。

❹ 桉树叶适量，煎成浓汁，用敷料纱布浸湿，贴于患处。

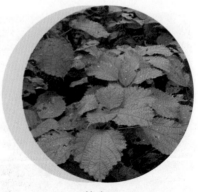

苎麻

（编者按：适用于创面久治不愈且分泌物多者。）

外伤出血

继木叶，咬烂敷伤口上，包扎之，血即止。屡试均效。

蛇咬伤

蛇咬伤内服方：

鲜半边莲60克，水煎服，或一枝黄花30克，水煎服。

蛇咬伤外治方：

① 马鞭草30克，捣烂外敷。

② 半边莲60克，捣烂外敷。同时用120～150克鲜草煎服。

③ 叶下珠捣汁后加入米泔水先洗伤口后，将渣外敷。

④ 季德胜蛇药片，或南通蛇药片。每日4次，每次10～30片（视蛇毒症程度而定）。同时将药片研粉，温开水调匀，涂于伤口周围。

注：用药前先用消毒刀片，将伤口切成十字形口，挤出毒牙及毒液，并用盐水冲洗后再敷药。如病情危笃，应急送医院救治，不可延误！

狂犬咬伤

狂犬咬伤内服方：

① 斑蝥（去翅足）7个，糯米50克，共研细末，以黄酒120毫升送服。服药后盖被取汗，小便见血尿，病情才可控制、痊愈。

② 成人净指甲10克，焙至焦黑，研为细末，黄酒送服。随即盖被出汗。

狂犬咬伤外治方：

杏仁干或银杏适量，捣烂如泥，敷于患处。每日换药1～2次，另配合服药。

注：应及时注射疫苗。

蜂、蝎、蜈蚣咬伤

① 芋头梗适量，去皮切成小段，捣烂成浆，擦患处后再外敷，1日1换。

（编者按：治蜂、蝎咬伤有效。）

② 活蜗牛（或大田螺）适量，明矾1克。先将蜗牛捣成浆状，加入明矾粉，共调匀，外涂患处。每日4～6次。

（编者按：对蝎子蜇伤有效。）

③ 生石灰和碱少许，加水溶解。煮开待凉后敷患处。

④ 蜗牛1只，洗净带壳捣烂涂伤处。

⑤ 胆矾1克，研细末，调醋敷伤处。

⑥ 上等酱油直接涂咬伤处。

（编者按：治毒虫、蜂蜇伤有效。）

⑦ 茄子切开，涂擦患处，或加白糖捣烂涂敷。

（编者按：治蜂蜇伤。）

⑧ 金樱子叶适量，捣烂敷于伤口处。

⑨ 盘子叶适量，捣烂或咬烂敷伤口处。

⑩ 空心菜40克，雄黄16克，共捣烂敷伤口处。

⑪ 红薯叶、槟榔各适量。共捣烂，敷伤口处。每日1换。

⑫ 枫香树皮适量，加盐少许，共捣烂，敷伤口处。每日1换。

⑬ 鱼腥草或蒲公英60克，捣烂敷患处。

⑭ 空心菜和食盐少许，共搓烂，擦患处。

⑮ 马齿苋适量，洗净捣碎，反复涂擦患处。

⑯ 胡椒适量，研成细末，温开水调匀，外敷患处。每日1～2次。

⑰ 杉木皮或杉树枝适量，点火烧烟，反复熏患处。

⑱ 大蒜头1枚，去皮切片，捣汁反复涂擦患处。

注：第8至第18方为专治蜈蚣咬伤。

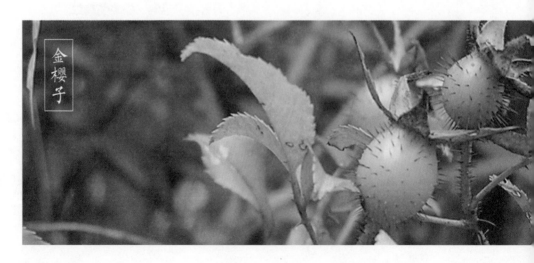

金樱子

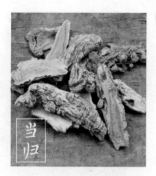

当归

蜘蛛、壁虎、老鼠咬伤

蜘蛛、壁虎、老鼠咬伤内服方：

柞木皮、金银花各10克，当归、川芎、大黄、甘草各3克，水煎服。每日1剂，连服3日。

（编者按：用于治疗老鼠咬伤。）

蜘蛛、壁虎、老鼠咬伤外治方：

① 蒜1枚，生铁（煅过）1块。先将大蒜瓣放在煅过粗铁上摩擦后，以生油洗去，取摩擦的浆液，调匀，涂抹并敷于蜘蛛咬伤处。

② 桑叶、白矾粉末各10克，先水煎桑叶取浓汁，加入白矾粉末熔化后，外涂伤处，每日4~6次。

（编者按：用于治疗壁虎咬伤。）

竹木刺肉

鲜牛膝适量，捣烂外敷患处，每日1~2次，刺自拔出。

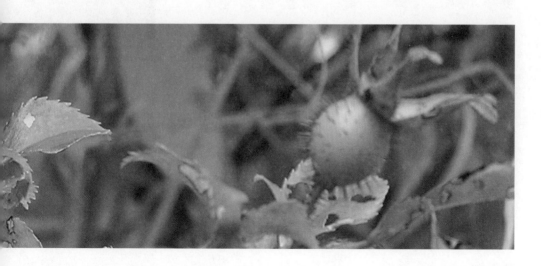

阴囊出水奇痒

阴囊出水奇痒内服方：

取绵黄芪30克，用黄酒炒后研为末，以热猪心蘸来吃。连续3～5日，其效尤佳。

阴囊出水奇痒外治方：

治小儿阴囊奇痒日夜啼哭，好而复发，用老杉木片烧灰，加细米糠，再调以豆油调敷，数日康复。

阴囊鞘膜积液

阴囊鞘膜积液内服方：

① 茯苓、猪苓、白术、橘核各10克，泽泻、昆布、海藻各12克，桂枝6克，水煎服，每日1剂，早晚分服。有气虚者加黄芪16克，党参15克；食欲不振者加炒神曲、鸡内金各10克；寒坠感加小茴香、木香各9克。

（编者按：编者常用此方，显效、治愈者多例。）

② 冬葵子15克，炒枳实、滑石、木通、猪苓、荔枝核、川楝子、橘核、青皮各10克，水煎服，每日1剂，早晚分服1次。

阴囊鞘膜积液外治方：

五倍子、枯矾各10克，加水约300毫升，煎30分钟，凉至微热，将阴囊置入浸泡，并用纱布湿敷患部20～30分钟，药凉略加温，每日如此2～3次。对积液消除有效。

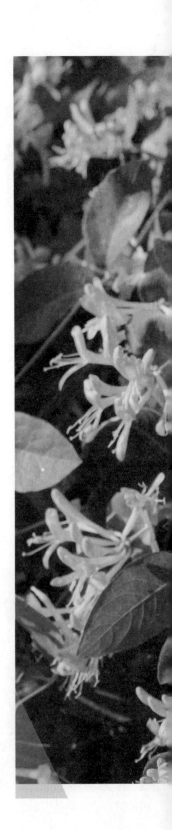

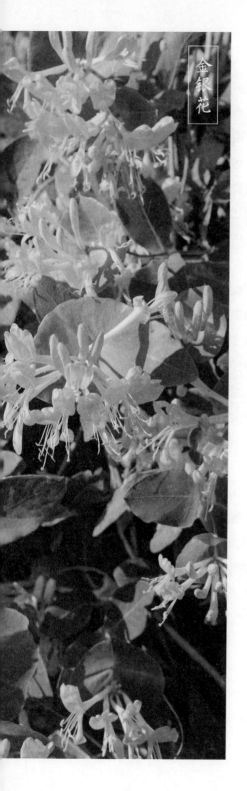

金银花

阴囊炎

阴囊炎内服方：

① 云茯苓30克，淮山药50克，大枣20个，糯米100克，白糖适量，文火煮成粥，少食多餐。

② 蒲公英、金银花、大青叶各30克，黄芩、黄柏、黄连各9克，水煎服，每日1剂，早晚各服1次。

（编者按：适用于病症初起，有红肿痛热者。）

③ 柴胡、白芍、天花粉、生地黄、川芎、当归、木通、黄芩、栀子、龙胆草各适量，水煎服，每日1剂，早晚各服1次。

（编者按：适用于发病初期，一侧或两侧红肿疼痛，伴目赤，尿红，苔薄白，脉弦数者。）

阴囊炎外治方：

玉露散60克，凡士林适量，调成油膏，涂患处并用纱布固定。

腰肌劳损

① 杜仲60克，猪肾2个。将猪肾剖洗干净、去膜、切块，与杜仲一起入煲，加适量清水和食盐同煮，熟后吃肾饮汤，分早晚2次服完，每日1剂。

（编者按：适用于因腰肌劳损疼痛者。）

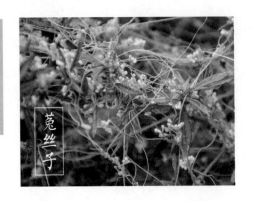

菟丝子

② 菟丝子、核桃仁各300克，杜仲20克。研细末后，加入蜂蜜充分调匀，做成丸剂。每日2次，每次20~30克药量。

（编者按：适用于腰肌劳损。）

③ 当归、黄芪、枳壳各20克，山茱萸、补骨脂各15克，水煎2次，合并煎液，分2次服，每日1剂。

（编者按：适用于腰肌劳损疼痛者。）

腱鞘囊肿

乳香、没药、血竭、丁香、小青皮各10克，肉桂8克，樟脑7克，共研末外敷患处。

前列腺炎

① 田七粉，每次3~4克，隔日1次，白开水送服，共服30克。

② 六味地黄丸，每次10克，温开水送服，每日2次。

（编者按：适用于慢性前列腺炎患者。）

③ 土狗子（即蝼蛄）3~4只，鸡蛋1~2个。先将鸡蛋一头开个小孔，纳入洗净的土狗子，煮熟。于每日上午一次吃下。

（编者按：适用于前列腺炎有排尿不爽者。）

④ 萹蓄16克，炒生地黄20克，炒黄柏、丹皮炭各12克，水煎2次，每次各20分钟，合并煎液，分2次服完，每日1剂。

（编者按：适用于前列腺炎尿中偶尔带血者。）

⑤ 鲜蒲公英、金银花各40克，水煎30分钟，将药汁倒入100克已浸泡一夜的大米中，煮粥吃。连服7日，每日1餐。

⑥ 地龙、虎杖、莱菔子、穿山甲各20克，木通、车前子各15克，黄芪30克，甘草10克，水煎服，每日1剂，早晚各服1次。

（编者按：适用于血瘀气虚型之前列腺炎，触诊质地较硬，会阴部刺痛，尿痛，滴沥涩痛。）

⑦ 败酱草、马齿苋、马鞭草各30克，黄芪、萆薢、丹皮、枳壳、牛膝各10克，炒延胡15克，蜂房6克，水煎服，每日1剂，早晚分服。

（编者按：适用于瘀血凝滞湿重之慢性前列腺炎，终日滴白、舌质暗红、苔黄、脉滑者。）

血栓闭塞性脉管炎

血栓闭塞性脉管炎内服方：

❶ 毛冬青100～150克，炖猪脚或猪肉，吃肉喝汤。

❷ 大枫子、木鳖子、生大黄、穿山甲、甘草各9克，白酒500毫升，浸7昼夜过滤备用。每晚临睡前服10～20毫升。

（编者按：适用于早期患者。）

血栓闭塞性脉管炎外治方：

红花20克，云南白芷30克，桃仁40克，共研细末，每次1/4粉量，甜米酒调匀，外敷于巨虚和涌泉穴，隔日1次，绷带固定。

肩周炎

❶ 独活、秦艽、桂枝、山茱萸各12克，水煎2次，混合煎液，分2次服完，每日1剂，另将药渣切碎，蒸熟敷患处。

❷ 党参、独活、羌活各16克，当归、桑枝各12克，肉桂3克，水煎2次，混合煎液，分2次服完，每日1剂，尔后再将药渣浓煎第3次，取汤用毛巾热敷患处。

❸ 独活、秦艽、桂枝、山茱萸各10克，肉桂2克，水煎2次，分2次服完，每日1剂，蒸第3次渣水热敷患处。

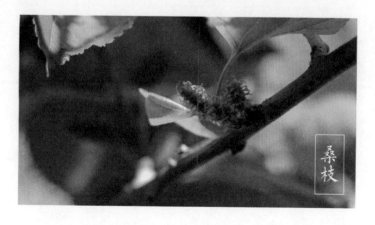

桑枝

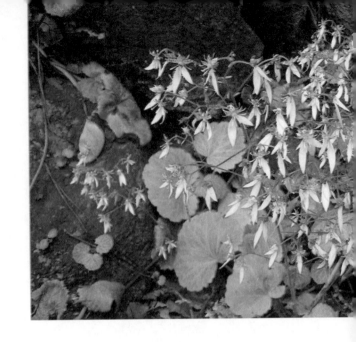

小腿抽筋

取桑葚子30克，水煎服，1日2次，连服1周。

四肢麻木

取老丝瓜络40克，水煎服，1日2次，连服1周。

足跟疼痛

足跟疼痛内服方：

补骨脂150克，鸡血藤120克，地鳖虫110克。上药分别研为细末，充分混合均匀，加入适量蜂蜜，调制成丸，每次9克，温黄酒送服，每日服2次。

（编者按：适用于足跟因骨质增生而致疼痛者。）

足跟疼痛外治方：

生川乌30克，香白芷20克。共研末，加适量米醋调成面糊状，在患部将药糊厚涂一层，外用塑料薄膜包扎1夜，清晨洗去。但用药前应先用热水泡脚。

痔疮

痔疮内服方：

① 治内痔初起方：鸦胆子仁，每日7粒，用桂圆肉包好，吞服，连服1个月。

② 治外痔出血方：生地榆、生槐花各16克，水煎服；鸡冠花16克，无花果15克，棕榈子（碾碎）30克，水煎服。

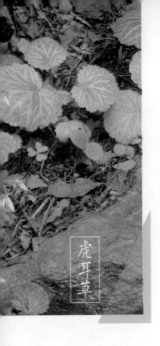

虎耳草

痔疮外治方：

① 治痔疮下坠肿痛方：鱼腥草100克，水煎服。再将药渣加水煎汤，趁热熏洗，每日2次，连洗数日；鸭跖草30克，文旦皮60克，煎汤熏洗。

② 治外痔方：忍冬藤30克，当归16克，升麻9克，枳壳、炙甘草各10克，煎汤趁热先熏后洗，再坐浴半小时，每日1~2次。10日为1疗程。此方也可用于治脱肛。

③ 马钱子2粒，冰片1.5克，用米醋适量磨汁，涂患处；天胡荽、虎耳草各适量，洗净捣汁涂患处或煎汤熏洗。

痔漏

痔漏内服方：

① 蛇莓50克，煨猪大肠服。

② 内治可煮狗肉食之；大便干燥者可以黄连用酒煮后加枳壳粉制成丸；以鲫鱼酿白矾后烧研成末冲服；以杏仁煮粥食。

③ 内治以黄连50克，枳壳粉20克，黄酒煮后，浓缩制成丸服，此为7日量。

痔漏外治方：

① 冬瓜、鱼腥草、马齿苋各适量煎浓液洗患处。

② 以鸡胆涂抹患处，亦可用鸭、鹅、牛之胆汁涂抹患处；以蜈蚣焙研成末后，加冰片敷于痔处；以黄连汁或旱莲草敷于痔处；以鱼腥草、马齿苋煎液浸痔处。

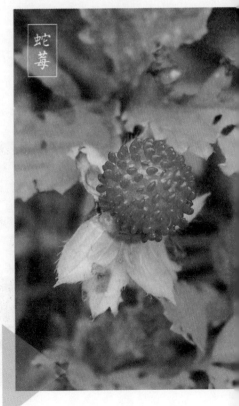

蛇莓

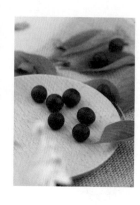

 肛裂

❶ 将数个鸡蛋或鸭蛋煮熟，剥去蛋壳及蛋白，用文火将蛋黄慢煎出油，此即为蛋黄油，将此油涂于肛裂及肛门周围，每日2～3次，1周左右多能治愈。

（编者按：编者曾效验多例，效果满意。）

❷ 花椒、食盐各10克，水煎取汤，趁热坐浴肛口，每日1次。

❸ 苦参、蛇床子、黄柏、金银花、地肤子各20～30克，煎汤趁热坐浴。

（编者按：对兼有出血及痛痒者有效。）

 脱肛

脱肛内服方：

❶ 人参蒂、芦，研粉，每服3克，每日2次。

❷ 以茜草根16克，石榴皮10克，酒煎服。

❸ 生黄芪15克，升麻9克，五倍子30克，水煎服，每日1剂，分2次服。

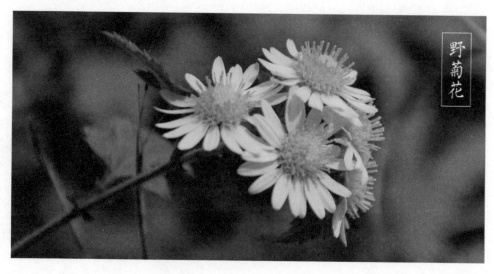

野菊花

脱肛外治方：

① 以鳖鱼头烧研成末，1次6克，开水冲服并涂患处。

② 以蜘蛛烧灰研末，涂于患处；以龟血、鳖血、鲫鱼头烧灰涂于患处。

胆石症

① 威灵仙60克，水煎，每日1剂，早晚分服。

② 玉米须、鸡内金各50克，水煎1次服。连服2周，忌吃肉、鱼、蛋黄2周。

（编者按：治胆结石有效。）

③ 柴胡4克，茵陈15克，黄芩、木香、枳壳、白芍各10克，地丁草30克，水煎服，每日1剂。

④ 金钱草60克（鲜草加倍），水煎服，每日2剂。

（编者按：适用于尿中有砂石，排尿突然中断或腰部绞痛难忍者。）

⑤ 鳖甲、食醋各适量，先用醋煎鳖甲，后再将鳖甲焙干，研成细末备用。每次6克，用黄酒送服，每日2次。

（编者按：适用于尿砂石，排尿中断或疼痛者。）

⑥ 芒硝、煅明矾各15克，共研细末，每日3次，每次1.5克。同时以车前草

30克，水煎代茶饮。

急性阑尾炎

① 野菊花90～120克，水煎服。

② 败酱草200克，生大黄10克（后下），水煎服。

③ 紫花地丁60克，红藤30克，水煎服。

慢性骨髓炎

① 蒲公英每日30～50克，水煎服，连续服40～60日。

② 当归12克，赤芍、金银花、独活各10克，连翘、黄柏各15克，紫花地丁30克，甘草3克，水煎服。

③ 乌龟1只，用泥封固，放炭火上煅焦，去泥研细末，每服10克，每日2次，用蜀羊泉煎汤。连服3～4只。

肋软骨炎

肋软骨炎内服方：

① 乳香、薤白、瓜蒌实各10克，白酒50毫升，与水同煎，每日1剂，分2次服。

（编者按：适用于寒邪偏胜治肋软骨炎，症见局部肿胀，隆起，触之坚

硬，不热不红，压痛明显，遇冷痛剧，遇热痛减者。）

② 桑白皮、红花各15克，沙参10克，甘草6克，水煎分2次服，每日1剂。

（编者按：适用于热邪偏胜之肋软骨炎，症见局部红肿、热痛，咳痰黄稠者。）

③ 紫花地丁、炙穿山甲、金银花、当归各16克，赤芍、乳香、没药、甘草各10克，水煎服，每日2次。

（编者按：适用于蛇头疔各期患者。）

肋软骨炎外治方：

姜黄10克，田螺3克，猪胆1个。将姜黄研为细末，田螺捣烂后，加入猪胆汁，共调匀，外敷患指。

（编者按：适用于蛇头疔初起红肿疼痛者。）

骨折

骨折内服方：

① 大月季花瓣5片，用少许好酒冲服后盖被睡2小时，伤处如见骨青肿勿惧。

② 红花5克，去皮肉桂、川乌、草乌各6克，共研细末，每服3克，轻者服1～2克，每日1次。

骨折外治方：

① 九节风15～30克，一枝黄花、铁龙伞各20克，共捣烂外敷，以杉木皮固定。

（编者按：编者曾验证3例，平均20日左右告愈。）

② 五倍子120克，人中白130克，煎半小时后取药液，加小麦粉120克，米醋250毫升，加温，调成糊状，摊于布上，贴敷于骨折处（先将骨正好）。

多数于1～2周见效。

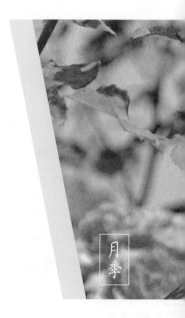

月季

落枕

① 葛根30克，防风、白芍、桂枝、麻黄、大枣各9克，柴胡6克，甘草3克，水煎2次分服，每日1剂。

（编者按：适用于因睡眠姿势不当，头离枕头或颈部受风寒或闪腰致疼痛，转动不灵，甚至放射肩部疼痛不止者。）

② 防风、羌活各6克，川芎、炙甘草各5克，菊花、茶叶、蔓荆子各8克，水煎服。

（编者按：编者治疗多人，普遍有效。加双手抓捏肩部肌肉，并示患者转头，见效更快。）

臀部打针后肌肉硬结

取马铃薯适量切厚片，温热后敷于硬结部位。1日2次，每次20分钟，凉后更换，连用3日，硬结可消。

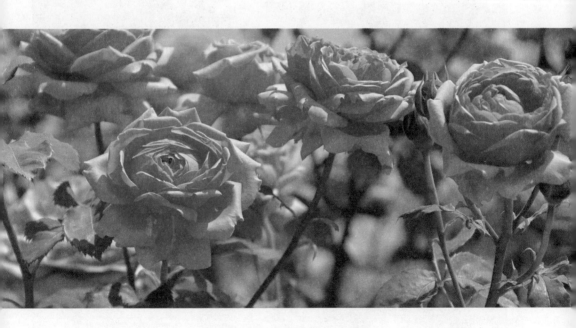

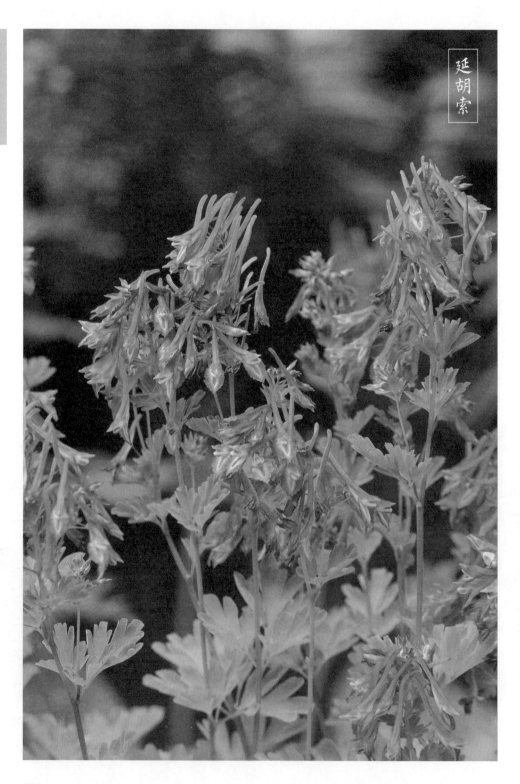

延胡索

外伤性腹痛

① 枳壳20克，桃仁、川楝子、延胡索各15克，红花、大黄各6克，水煎2次，合并煎液，分2次服完，每日1剂。

（编者按：适用于气滞、血瘀并重之外伤性腹痛。）

② 五灵脂20克，党参、茯苓、扁豆、陈皮各16克，山药12克，甘草6克，水煎2次，合并煎液，分2次，1日服完。

（编者按：适用于陈旧性腹部外伤所致腹痛者。）

鸡眼

① 草木灰2500克，加水2500毫升，搅拌后过滤，用滤清液泡洗患处，1日1次，10次左右痊愈。

② 生半夏适量，净后捣细如面。将鸡眼老皮削尽，撒上半夏面，用胶布固定好，7日左右自行脱落。

③ 鸭蛋清、生石灰各适量，调成糊状，抹上药糊，纱布固定，每日1次，连用5日可愈。

④ 蓖麻子数粒，文火烧起外壳，待出油后直接按在已削去硬皮的鸡眼上，胶布固定，每日1换，5日左右软化脱落。

⑤ 蜈蚣1条，瓦上文火焙干，研成细末，用香油涂抹患处，纱布固定，1～2次即愈，不再复发。

⑥ 苦参子适量，捣烂，敷于患处，胶布固定，3日换药1次。

⑦ 生葱头适量，捣烂，敷于患处，包扎固定，每日换药1次。

⑧ 车前草适量。捣烂，敷患处，每日换药1次。

⑨ 补骨脂30克，研碎，加入75%酒精100毫升，浸泡10日后可用。先以热水泡软鸡眼，削去角质层，涂擦药液，任其自干，每日2次。

⑩ 带籽鲜鹅不食草适量，捣烂外敷鸡眼（先以刀片削平）上包扎3～5日。

⑪ 蜈蚣1条，焙干研末，削去鸡眼外角质层，敷粉固定，5日后可拔出脚底脚疔。

⑫ 茉莉花茶2～3克，慢嚼成糊状，敷患处，胶布封贴，5日1换。

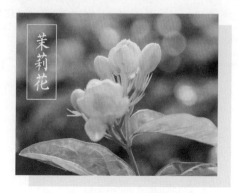

茉莉花

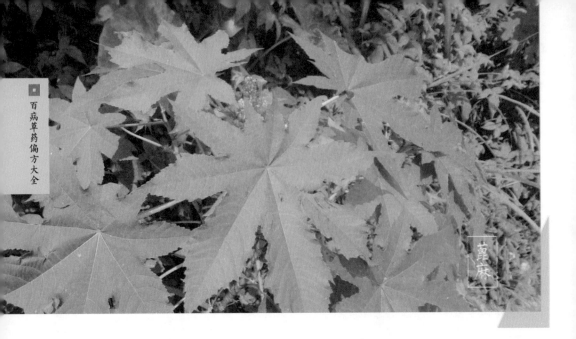

蓖麻

疝气

疝气内服方：

① 荔枝核2枚，烧存性，调酒服。

（编者按：治疝气疼痛。）

② 乌药、升麻各30克，水煎半小时，弃渣于空腹1次服完。

（编者按：适用于疼痛难忍者。）

③ 薜荔果、小茴香各10克，黄药脂、橘核各15克，炖瘦猪肉吃。

④ 橘核、荔枝核各20克，小茴香10克，黄酒1小杯加水同煎2次，分2次服，连服1周。

（编者按：适用于疼痛难忍者。）

⑤ 丹皮、防风各30克，共研细末，混匀，每次10克，每日2次。

（编者按：适用于一侧睾丸疼痛难忍者。）

⑥ 独活15克，炒玄胡20克，生川乌、炙全蝎各10克，共研细末，每隔6小时1次，每次6克，白酒1小杯送服，痛止停服。

（编者按：适用于突发性下腹绞痛，牵引至阴部，全身冒汗者。）

⑦ 治寒疝，以橘核炒研成末，每次6克，1日3次，用黄酒调服；以桃仁炒研成末，每次8克，1日3次，用黄酒调服；以乌骨鸡加生地黄50克，蒸熟后，取汁饮服；以鸡蛋黄2个，捣化，渐加温开水，搅匀服。

疝气外治方：

① 蓖麻叶20克，食盐少许，捣烂，敷脚底涌泉穴。

② 白胡椒7粒，研末，放风湿膏上，

贴在坠痛的同侧涌泉穴上。

③ 川楝子、吴茱萸各8克，共研细末，用布袋包好，放于小腹上。

④ 取食盐250克，炒热后加入花椒20粒。以棉布包好，敷患处直至盐凉后取出，宜睡前进行，共1周，特效。

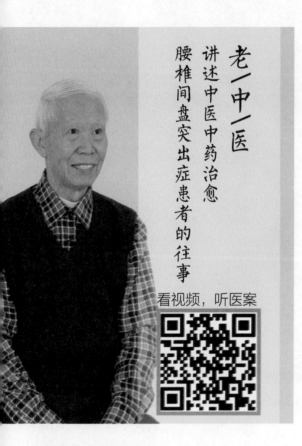

老一中一医

讲述中医中药治愈
腰椎间盘突出症患者的往事

看视频，听医案

坐骨神经痛

坐骨神经痛内服方：

威灵仙20克，鸡血藤16克，防风10克，川草乌6克，黄酒30毫升。先将草乌煎20分钟，其余药加入后继续煎30分钟，煎2次，合并煎液，分2次服。

（编者按：**适用于单侧或双侧坐骨神经痛。**）

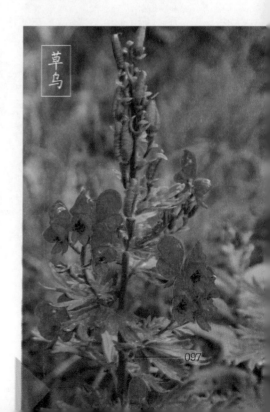

草乌

坐骨神经痛外治方：

① 陈艾叶80克，加水1000毫升以上，煎沸30分钟以上，取汤洗患处，先熏后洗，每日2次。

（编者按：**适用于症状较轻之初期患者。**）

② 食盐500克，艾叶250克，炒熟后布包好敷患处，凉后再温再敷。每日2次，连用5～10日（盐可重复使用）。

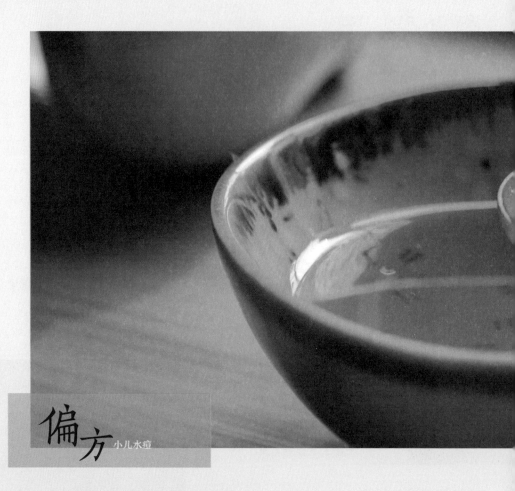

偏方 小儿水痘

1. 金银花 15 克，甘草 10 克，水煎服。

2. 海金沙藤 30 克，野菊花 10 克，栀子 6 克，水煎服。

3. 鲜竹笋 1 个，鲫鱼 1 条。将笋肉切片，鲫鱼宰净后去杂，留鳞片，加水共煮，吃肉笋。

4. 蒲公英 20 克，野菊花、土茯苓各 10 克，水煎 2 次，混合汤液分 3 次服，每日 1 剂，连服 3 ~ 5 日。

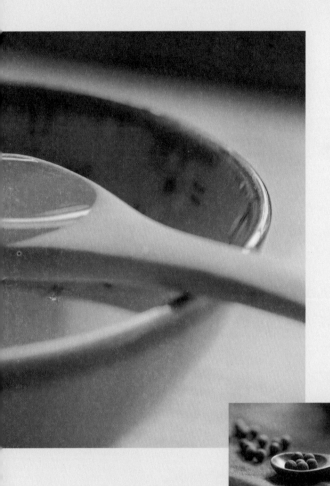

「治」

儿科病症方

治儿科病症方

小儿消化不良

❶ 鲜萝卜（白皮）500克。洗净后连皮切成片，加水煮烂，加红糖少许，服萝卜及汤汁。每日分数次服完。

（编者按：适用于小儿饮食停滞，腹胀，大便干结者。）

❷ 神曲16克，槟榔片9克。水煎加少许糖调味，频饮之。

（编者按：适用于小儿消化不良，拒食、嗳酸伴有腐气味，大便数日不通，有腹胀者。）

❸ 薏苡仁50克，炒山药20克，炙鸡内金粉5克。先将前2味加水煮成稀粥，至薏苡仁很烂时加入鸡内金粉和少量糖调味，分数次于1日内服完。

（编者按：此方适用于小儿慢性消化不良者。）

小儿疳积症

❶ 嚼食生萝卜数片，可消食、健胃。

（编者按：大人、儿童均宜。）

❷ 炒山楂40克，炙鸡内金30克，共研末，混匀，蜜调为丸，每次服3~5克，温开水送服，每日3次。

❸ 釉草（或疳积草）20克，水煎分3次服，每日1剂。

（编者按：适用于形体枯瘦，腹胀，大便完谷不化之疳积者。）

❹ 桃仁、萝卜籽各10克，神曲5克，共研末。以红糖水适量送服。

（编者按：适用于体瘦，腹胀之疳积者。）

❺ 神曲、麦芽、山楂各100克，鸡内金30克，共研极细末，混匀后每次糖水送服，每日3次。

（编者按：适用于各种儿童疳积症。）

小儿吐泻

❶ 芹菜500克，切细，煎汁服，1次10毫升，1日3次。

❷ 黄瓜叶一大把，搓汁，兑开水加白糖少许。

（编者按：治小儿因风热所致的吐泻，有效。）

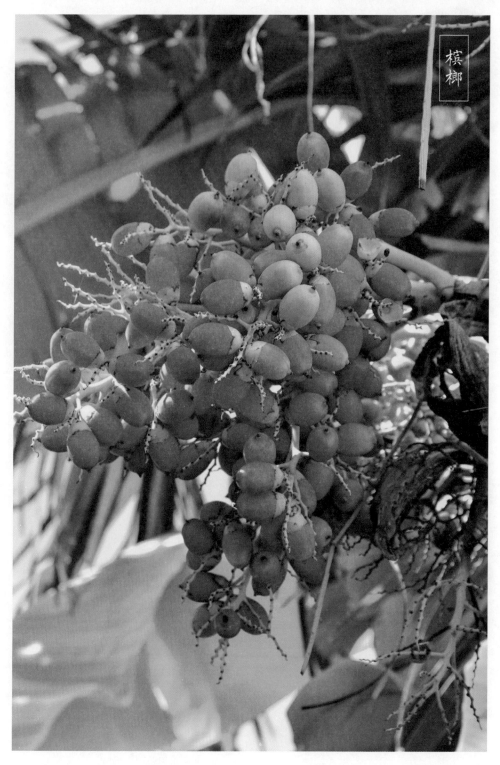

■ 治儿科病症方

小儿吐乳

以艾叶揉成绒粉3克，炖服。

小儿呕吐

❶ 半夏、丁香各6克，吴茱萸3克，水煎2次服，每日1剂。

（编者按：适用于呕吐清涎，面白，肢冷者。）

❷ 柿蒂3枚，生姜2片，葱头3.33厘米（1寸）（切碎），水煎2次，混合煎液，分3次服完，每日1剂。

（编者按：适用于呕吐伴面色苍白、四肢冷者。）

❸ 炒麦芽、陈皮各6克，水煎2次，混合煎液，分2次服完，每日1剂。

（编者按：适用于呕吐，食欲不振者。）

❹ 萝卜叶16克，炒麦芽、陈皮各6克，水煎2次，混合煎液，分2次服完，每日1剂。

（编者按：适用于恶心嗳气，不思乳食之呕吐者。）

❺ 竹茹、鲜芦根各10克，水煎2次，混合煎液，分2次服完。

（编者按：适用于呕吐，不思饮食，且有干呕、便秘者。）

❻ 生地黄、竹茹、天花粉、麦冬各5克，水煎2次，混合煎液，分2次服完。

（编者按：适用于咽干、唇红、手心足心发热，大便干燥伴干呕者。）

小儿腹泻

❶ 紫苏、荆芥、白术、藿香各6克，水煎2次，混合煎液，分3次服，每日1剂。

（编者按：适用于便稀多汗，发热恶寒者。）

❷ 党参、白术、乌梅、车前子各6克，水煎2次，混合煎液，分3次服。

（编者按：适用于食后腹泻，粪见消化不良物者。）

❸ 五倍子10克，茶叶6克，水煎30分钟，分2次服，每日1剂。

（编者按：适用于便稀次数多，有畏冷发热者。）

❹ 石榴皮12克，水煎30分钟取汤加少许红糖调服，每日分3次服完。

（编者按：适用于一般腹泻。）

❺ 马齿苋16克，鸡内金6克，水煎服。

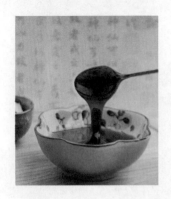

小儿鹅口疮

小儿鹅口疮内服方：

丹皮、知母、山萸萸各5克，水煎分2次服，每日1剂。

（编者按：适用于小儿鹅口疮。症见口腔、舌上，布满白屑，色如白雪片，状如鹅口，兼有面白颧红，五心烦热，口干不渴者。）

小儿鹅口疮外治方：

黄柏、大黄各10克，共研末，撒于患处，每日2次。

婴儿手足抽搐

① 煅蛤粉0.5克，温开水送服，每日服3次。

（编者按：适用于低钙性抽搐。）

② 白芍、钩藤各5克，水煎分3次服，每日1剂。

（编者按：适用于低钙性抽搐。）

③ 石决明20克，僵蚕10克，全蝎3克，共研粉、混匀，每次取0.2克，温开水送服，每日2次。

（编者按：适用于"低钙性惊厥"手足或全身抽搐者。）

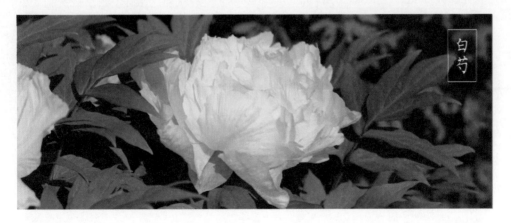

白芍

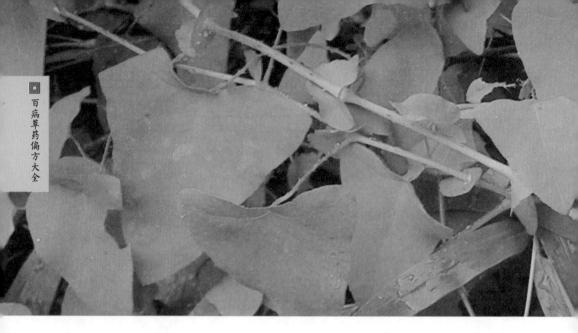

小儿缺钙

虾皮20克，海带60克，煮汤服，连服半个月。

小儿咳嗽

① 白梨1个，杏仁、冰糖各10克。先将白梨去皮、核，切成小块，加入冰糖、杏仁，共炖20分钟后服汤汁。

（编者按：适用于小儿咳嗽不爽，痰黄黏稠，不易咳出伴口渴咽痛者。）

② 雪梨1个，冰糖15克，川贝母6克。先将梨去核，川贝研末后与冰糖一起放入小碗中，隔水炖熟，每日服2次。

（编者按：适用于干咳日久不愈者。）

③ 白萝卜15克，紫苏、陈皮各10克，水煎取汤，加适量红糖调服，每日1剂。

（编者按：适用于咳嗽、痰多而稀者。）

④ 黄芩、杏仁、桔梗各12克，水煎口服，每日1剂。

（编者按：适用于咳嗽，面赤，唇红者。）

⑤ 沙参、麦冬、天花粉、川贝母各10克，甘草6克，水煎2次，分2次服，每日1剂。

（编者按：适用于干咳无痰，或痰少而黏，口渴咽干，手足心热者。）

⑥ 沙参、贝母、地骨皮各10克，水煎服，每日1剂。

（编者按：适用于咳嗽兼潮热盗汗者。）

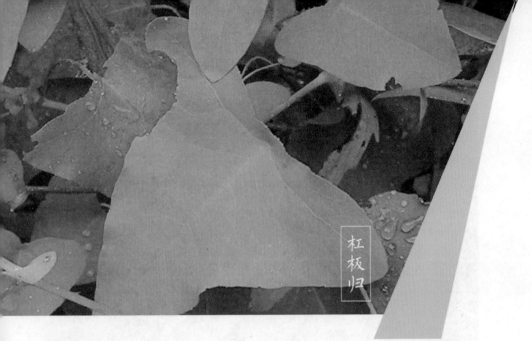

杠板归

百日咳

百日咳内服方：

① 棕树叶20克，水煎，代茶饮。

② 百日咳伴发热者，以马齿苋60克，水煎，每日分3次服完。

③ 鲜芹菜适量，捣汁，加蜂蜜少许，日服3次。

④ 鹅不食草16克，水煎服，每日1剂，2次分服。

⑤ 杠板归15克，水煎30分钟，分3次服，1日1剂。

⑥ 鲜车前草100克，洗净，捣烂取汁，冲开水分3次服，连服7日以上。

⑦ 冬瓜子50克，研细末，蒸熟后，加蜂蜜20毫升调匀，每次1匙，每日3～4次。

（编者按：适用于百日咳剧咳，排痰不畅者。）

⑧ 百部粉40克，蜂蜜50毫升，猪胆1个（取汁）。先将猪胆汁小火煮沸1分钟，加入蜂蜜调匀，再加入百部粉拌匀，待凉后装瓶。3～4岁小儿，每服1克，温开水送服，每日3次。其他年龄小孩，酌情加减。

（编者按：对百日咳患儿，普遍有效。）

⑨ 鲜鱼腥草60克，绿豆120克，冰糖30克，共煮30分钟以上，至豆烂为止，每日1剂，连服4～7日。

（编者按：对百日咳痉挛性剧咳有效。）

⑩ 鸡胆1个，剪破取胆汁，烘干，研末，加白糖混合，每日1个，分2次服，连服3～5日（或猪、牛、羊胆烘干备用，每日服0.5克）。

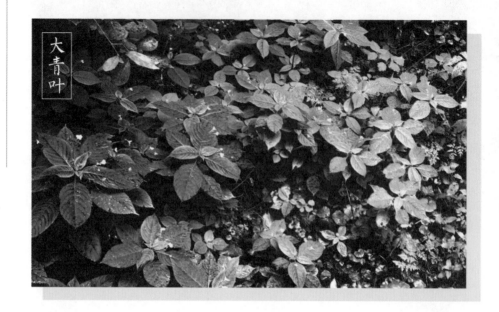

大青叶

⑪ 白萝卜汁150毫升，鸡胆2～3个（取汁）。将2味汁放入小火中水煎8分钟，加入蜂蜜30毫升，再熬8分钟。每次服1大匙，每日4次。

（编者按：对痰黏，呼吸不顺畅者有效。）

百日咳外治方：

大蒜头8～10个，去皮捣烂，敷于两足心，加纱布包紧，每日换1次。如皮肤起疱，可暂停药几日。

（编者按：此方对小儿百日咳治疗效果甚好。）

小儿肺炎

小儿肺炎内服方：

① 僵蚕3克，研末，每日分3次，温开水冲服。

（编者按：对小儿病毒性肺炎有效。）

② 板蓝根、大青叶各16克，水煎2次，分3次服完，每日1剂。

③ 板蓝根、大青叶各20克，金银花、连翘各15克，黄芩、射干各10克，水煎2次，合并煎液，分多次于1日内服完。1～2岁患儿服半量，小于1岁服1/4量。

（编者按：编者常用于治疗高热肺炎患儿，疗效不亚于使用抗生素。）

④ 一见喜、十大功劳叶各16克，陈皮4克，水煎2次，分2次服完，每日1剂。

（编者按：适用于各种肺炎。）

⑤ 沙参、玉竹、天花粉各10克，水煎2次，分3次服，每日1剂。

（编者按：适用于久病不愈，症见低热多汗、颜面潮红、干咳少痰患儿。）

小儿肺炎外治方：

大黄、芒硝、大蒜各20克。先将前2味药研末，再与大蒜共捣烂成泥状，敷于胸部，如无不良反应，每次敷15分钟，连用3～5日。

（编者按：适用于肺炎缠绵不愈者。）

小儿哮喘

① 黄芪10克，白术、防风各5克，水煎口服，每日1剂。

（编者按：适用于因受凉感冒而诱发的哮喘症，平素诉怕冷自汗。发病时常有流清涕者。）

② 半夏、苏子各10克，麻黄5克，干姜3克，水煎分2次服，每日1剂。

（编者按：适用于哮喘病有咳嗽痰白，形寒无汗，口不渴，不喜饮水者。）

③ 石膏30克（先煎20分钟），杏仁、瓜蒌、桑白皮各10克，麻黄5克，水煎分2次服，每日1剂。

（编者按：适用于哮喘兼咳，痰黄且多，发热面赤，喜冷饮者。）

④ 核桃仁15克，每日食用3次。

（编者按：适用于下肢不温，双脚无力，动则心悸之哮喘者。）

⑤ 党参、白术、陈皮各10克，水煎分2次服，每日1剂。

（编者按：适用于发热倦怠，形体消瘦，常常因饮食失当而诱发哮喘者。）

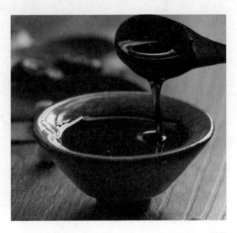

6 地龙干50克，焙干研粉，每餐取3克，用温开水送服，连服3～7日以上。

（编者按：适用于哮喘发作时服用。）

7 白梨1个，玉竹6克，冰糖适量。将洗净后之白梨去核切片，与玉竹一起加水共煎，去汤加冰糖于饭前分3次服，每日1剂。

（编者按：适用于各类小儿哮喘者。）

8 凤仙花、枸杞根各10克，水煎分2次服，每日1剂。

（编者按：适用于各类哮喘者。）

9 党参、白术、菟丝子各100克，焙干后，共研细末，每次3克，每日3次。

（编者按：适用于哮喘缓解期服用。）

小儿遗尿

小儿遗尿内服方：

1 糯米100克，浸泡于水中3个小时，加少许红糖、黄酒，于睡前炖服1周。

2 黑小豆15克，补骨脂10克，小茴香5克，水煎2次。混合煎液，分3次服，每日1剂。

（编者按：适用于遗尿伴有腰膝无力、四肢不温。）

3 黄芪、补骨脂、菟丝子、桑螵蛸各10克，水煎2次，混合煎液，分3次服。

（编者按：适用于遗尿伴面色苍白，智力迟钝，腿膝酸软者。）

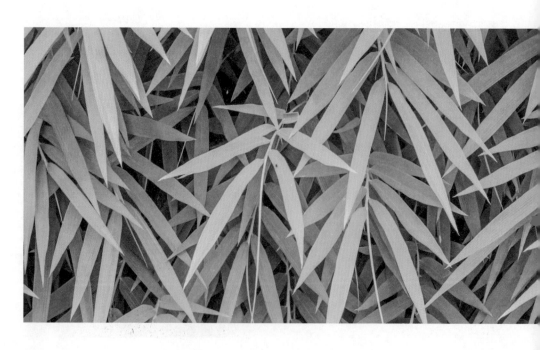

④ 白果仁（银杏仁）1枚，嚼烂吞服，温开水送下，每日1次。

⑤ 桑螵蛸30克，益智仁20克，烘干，研末，每次温开水送服5克，每日2次。

⑥ 党参、炙黄芪各15克，炙远志、炙桑螵蛸各12克，生麻黄7克，水煎2次，混合煎液，于上下午2次分服（夜勿服），每日1剂。

（编者按：适用于体虚遗尿者。）

小儿遗尿外治方：

五倍子、何首乌各3克，共研细末，加醋调成糊状，敷于脐部，外用纱布固定。每晚1次，连用5日。

（编者按：适用于小儿遗尿。）

小儿急性肾炎

① 黄芪30克，糯米90克，煮粥吃。

② 鲜茅根60～100克，水煎分3次服。

（编者按：适用于各类型小儿肾炎。）

③ 玉米须60克，益母草30克，水煎2次，分3次服。

（编者按：适用于各类型急性肾炎。）

④ 鲜车前草、鲜玉米须各100克，水煎2次，混合煎液，分3次服。

（编者按：适用于各类型急性肾炎。）

⑤ 竹叶、鲜玉米、麻黄、杏仁、车前子各5克，水煎2次，混合煎液，分3次服，每日1剂。

（编者按：适用于眼睑浮肿，发展到全身浮肿伴有恶寒无汗、咳嗽之肾炎，包括出血性肾小球肾炎患者。）

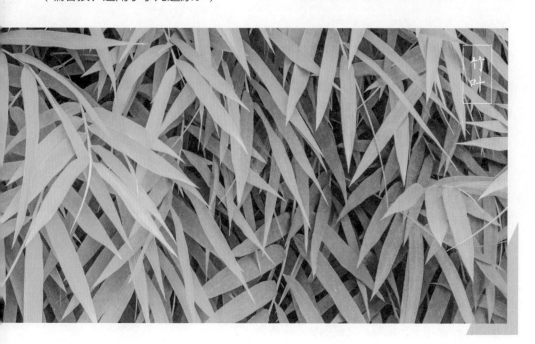

竹叶

小儿泌尿道感染

① 金银花、白茅根各15克，木通10克，水煎分2次服，每日1剂。

（编者按：适用于感染早期，兼有发热、小腹胀痛者。）

② 知母、茯苓、黄柏、山药各10克，水煎2次，混合煎液，分3次服，每日1剂。

（编者按：适用于尿道感染久治不愈，小便艰涩疼痛，淋漓不已，兼有潮热盗汗者。）

③ 党参、白术、山茱萸、车前子各10克，水煎分2次服，每日1剂。

（编者按：适用于感染后久病不愈，气短懒言，腰酸乏力。）

小儿肾病综合征

① 党参、茯苓、白术、山药、莲子肉各10克，砂仁、猪苓各5克，水煎2次，混合煎液，分3次服，每日1剂。

（编者按：适用于面黄、神倦、肢肿、食少、便溏之患者。）

② 茯苓、泽泻、桂枝各10克，制附子（后下）5克，水煎2次，混合煎液，分2次服，每日1剂。

（编者按：适用于面色苍白、畏寒、肢凉、全身浮肿或出现胸水、腹水者。）

③ 大蓟根、薏苡仁根各30克，党参、黄芪、鸭跖草各15克，水煎2次，混合煎液，分3次服。

（编者按：适用于尿中蛋白高之患者。）

④ 仙人头（即阴干至透的大萝卜）、麦芽各60克，共研末，混匀，每次温开水送服6克。每日3次。

（编者按：适用于出现腹水之肾病综合征患者。）

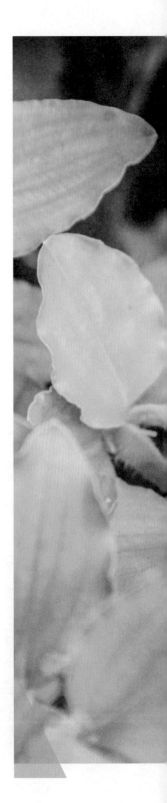

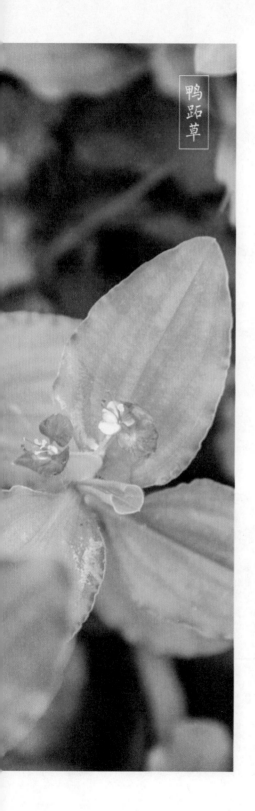

鸭跖草

小儿阴囊水肿

小儿阴囊水肿内服方：

小茴香、苍耳子各9克，水煎服，日服2次。

（编者按：治睾丸肿痛。）

小儿阴囊水肿外治方：

① 威灵仙15～20克，煎汤，趁热洗浴阴囊患部，每日洗2～3次。

（编者按：适用于小儿因鞘膜积液所致阴囊肿大者。）

② 苏叶、艾叶、紫浮萍各15克，煎汤，趁热边熏边洗，每日1～2次。

（编者按：适用于小儿阴囊外皮水肿，或肿及阴茎者。）

小儿阴茎肿胀

① 鲜马齿苋适量，捣汁涂抹小儿阴茎处。

② 水井内壁苔藓适量，挤干水分后，放锅内慢火烤干。用布包好，敷于脐上。

③ 马鞭草鲜叶800克，捣烂取汁，直接浸龟头、阴茎及阴囊中，每次20～30分钟，1日3次。

④ 艾叶15克，水煎3分钟后待冷却，取液洗阴茎20分钟，30分钟后再洗1次。

（编者按：对小儿阴茎肿大效果较佳。）

⑤ 鲜凤尾草3株，净后加水500毫升，水煎20分钟，趁热熏患处，每日2次，每次15分钟。

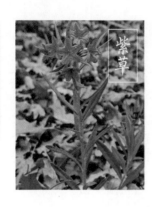

紫草

小儿麻疹

① 荆芥穗10克，连翘、紫草各15克，粉甘草4克，加水500毫升，小火煎沸10分钟，取汤频频饮服，每日1剂。

（编者按：用于麻疹初期，有助透疹解毒作用。）

② 香菜（芫荽）15克，西河柳（柽柳）30克，水煎频服。另取1剂，水煎浓汤后以热水稀释成4~5倍，给患儿熏浴，每日2次。

（编者按：此方编者常用于麻疹早期，有透疹、托毒外出之功。）

③ 党参、红花、甘草各3克，水煎2次分服，每日1剂。

（编者按：此方编者用于麻疹期疹子欲出不出，或出而覆没，或疹出太少者。）

④ 干山楂12克，研末，每次温开水送服2克，每日2~3次。

（编者按：此方编者用于患儿只干热、疹不现，或少疹出而复回伴咳嗽气粗者。）

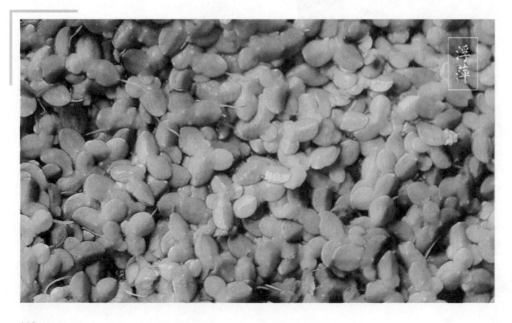

浮萍

⑤ 鲜芫荽、浮萍各20克，水煎2次，分3次服完，每日1剂。

（编者按：此方编者常用于麻疹出疹期和前驱期，普遍有效。）

⑥ 野菊花、青蒿各10克，水煎2次，分3次服完，每日1剂。

（编者按：此方编者常用于麻疹出疹期，既可帮助透疹，又可预防并发症，以保平安。）

此外，柚子煎汤擦皮肤汗少，以利透疹。

注：20世纪60年代，编者曾领医疗队，奔赴麻疹流行区，诊治上万麻疹病人，以中药为主随症加减（并发症者配合西药），普遍治愈康复。

小儿水痘

小儿水痘内服方：

① 金银花15克，甘草10克，水煎服。

（编者按：适用于水痘后期。）

② 海金沙藤30克，野菊花10克，栀子6克，水煎服。

（编者按：适用于水痘各期。）

③ 鲜竹笋1个，鲫鱼1条。将笋肉切片，鲫鱼宰净后去杂，留鳞片，加水共煮，吃肉笋。

（编者按：对水痘、麻疹初期时有发热口渴、小便不利者有效。）

④ 荸荠6个，酒100克。将荸荠洗净，捣烂取汁，和入酒酿，隔水炖沸，温服。

（编者按：对水痘、麻疹初起，有透发作用。）

⑤ 蒲公英20克，野菊花、土茯苓各10克，水煎2次，混合汤液分3次服，每日1剂，连服3～5日。

（编者按：适用于水痘发热，皮肤、黏膜分批出现疱疹者。）

⑥ 金银花、薏苡仁、紫花地丁各10克。水煎分2～3次服。

（编者按：适用于水痘见斑疹、丘疹、疱疹或开始结痂各期。）

⑦ 预防水痘、麻疹方：将绿豆、黑豆、赤小豆各30克，共煮熟、晒干，与甘草16克同研为粉末，开水冲服。

服量：1岁儿童每次3克，2岁6克，3岁9克，每日3次，连服3日。

（编者按：流行期间有较好预防效果。）

小儿水痘外治方：

苦参、芒硝、浮萍各30克，水煎半小时，去汤，用干净棉织毛巾洗全身，每日2次。

（编者按：适用于水痘未破溃者。）

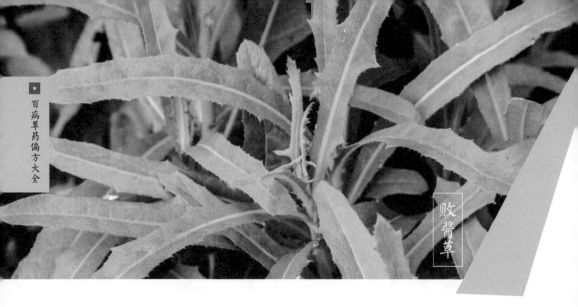

败酱草

流行性腮腺炎

流行性腮腺炎内服方:

① 生石膏（打碎）20克，紫花地丁16克，水煎口服，每日2剂，并配合外敷药。

② 板蓝根、水蜈蚣、海金沙各3克，水煎服，幼儿药量酌减。

③ 绿豆120克，黄豆60克，红糖90克，水煎至豆烂，加糖调食。

流行性腮腺炎外治方:

① 鲜马齿苋适量，洗净，捣烂外敷。

② 鲜蒲公英60克，鲜葱白10根，洗净，同捣烂外敷。

③ 鲜鱼腥草60克，洗净，捣烂外敷。

④ 鲜丝瓜叶、鲜鸭跖草（竹叶菜）各30～60克，洗净捣烂外敷，日2次。

⑤ 赤小豆（用水泡软）或鲜萝卜，或鲜蒲公英适量（均须加米醋少许）。捣烂后轻擦并敷患处，日换药3～4次。

⑥ 板蓝根（研末）适量，调鸡蛋清频搓患处，每日至少4次。

⑦ 姜黄（研末）10克，黄豆20克（先用清水泡1夜），共捣烂调匀，敷患处，每日数次。

⑧ 败酱草50克，生石膏20克，共捣烂，外敷患处，每日数次。

⑨ 夏枯草、板蓝根各30克，水煎口服，并配合上药任选一种外敷患处。

小儿贫血

① 黄芪、仙鹤草各30克，白术10克，水煎分2次服，每日1剂。

（编者按：适用于出血性贫血者。）

② 鸡血藤20克，党参、山药各10克，

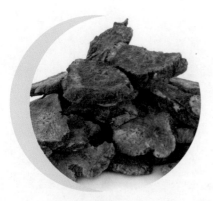

白术

水煎2次，混合煎液，分3次服，每日1次。

（编者按：适用于营养缺乏性贫血。）

③ 核桃枝50克，红枣7枚，花生衣6克，水煎2次，混合煎液分3次服，每日1剂。

（编者按：适用于营养性或再生障碍性贫血患者。）

④ 党参、白术、山药、莲子肉各10克，水煎分2次，混合煎液，分3次服。

（编者按：适用于贫血或伴有饮食不佳，心悸气短，动则加重者。）

⑤ 蜂蜜80～100克，日服3次。

（编者按：治低血色素贫血。）

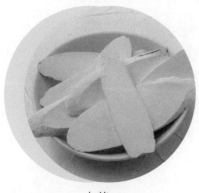

山药

⑥ 鲜猪肝60克，切细小块，捣成泥，加入100克粳米中，煮粥，吃时可加少许糖和盐。

（编者按：治营养性贫血。）

⑦ 龙眼肉30克，大枣2枚，黑豆30克，用文火煮熟，加入糖少许，当点心吃。

⑧ 好蜂蜜1大匙或蜂皇浆1克，晨起时温开水冲服。

（编者按：治维生素B_{12}和叶酸缺乏性贫血。）

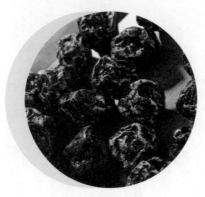

乌梅

小儿紫癜

① 防己10克，红枣7枚，乌梅5克，水煎2次，混合煎液，分3次服，每日1剂。

（编者按：适用于一般性小儿紫癜。）

② 石膏30克（先煎），水牛角20克，金银

花16克，生地黄，丹皮各70克，阿胶5克，水煎2次，混合煎液，分3次服。

（编者按：适用于高热不退，颜色较淡之紫癜。）

注：小儿紫癜是以皮肤、黏膜、关节、内脏出血为特征的出血性疾病，其皮下瘀点、瘀斑，压之不褪色。有时也伴有对称性皮肤瘙痒。

小儿感冒

① 葱白3个，生姜5片，水煎去汤，加少许红糖口服，服后捂被取汗。

② 芝麻10克，桂枝、甘草、枇杷叶各5克，水煎口服，每日1剂。

（编者按：对感冒头痛、鼻塞、干咳者有效。）

③ 连翘、菊花、牛蒡子、金银花各10克，桔梗、杏仁、甘草各5克。

（编者按：对感冒畏冷、身热、流清涕、无汗、咳嗽、咽喉痒，有效。）

④ 萝卜叶20克，西瓜皮、绿豆各15克，水煎服，每日1剂。

（编者按：对暑热天患感冒者有效。）

⑤ 板蓝根、大青叶、菊花各16克，水煎口服，每日1剂。

（编者按：对流行性感冒有效。）

⑥ 生姜母2~3克，水煎20分钟，加入红糖少许服。

⑦ 线面20克，姜末少许，生葱适量，胡椒粉少许，拌服，捂被令汗出即愈。

注：第6和第7方适用于小儿伤风感冒初起。

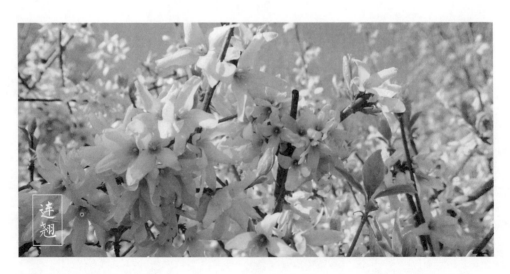

连翘

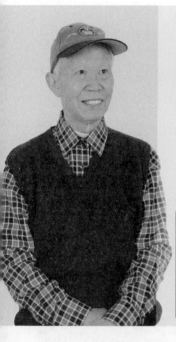

老一中一医

讲述治小儿发热

于危急之时的往事

看视频，听医案

小儿夏季热

① 空心菜120克，荸荠7个，切细，煮汤，分2~3次服，连服7日。

② 地骨皮12克，薄荷叶9克，五味子7克，水煎去汤加少许糖调味，频饮，每日2剂。

（编者按：适用于小儿夏季热，皮肤干燥、少汗者。）

③ 沙参15克，生石膏、淡竹叶各10克，冷水煎，当茶频饮，每日2剂。

（编者按：适用于小儿夏季热，口渴、尿少者。）

④ 金银花16克，莱菔子、炒山楂各12克，水煎，分4~6次服完，每日1剂。

（编者按：适用于小儿夏季热，无汗、腹胀、不思饮食者。）

小儿夜啼

小儿夜啼内服方：

① 竹笋（鲜）煮汤喝。

（编者按：治小儿夜啼、惊悸，亦可兼治孕妇头痛、头昏。）

② 蝉蜕7只（去头足、晒干、研末），薄荷1克，水煎服，每日1剂。

（编者按：适用于受惊夜啼。）

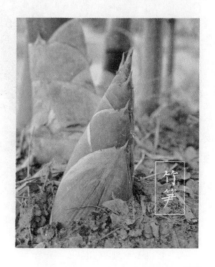

竹笋

葛根

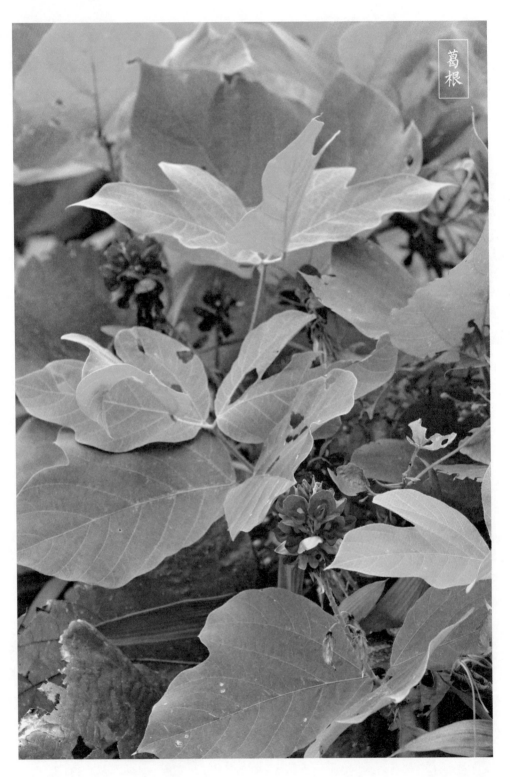

小儿夜啼外治方：

① 细茶叶嚼烂后捏成饼，敷于小儿肚脐上，用干净纱布盖好扎紧，有效。

② 将当年新出的绿茶适量入口内嚼烂后用棉布包好，敷于肚脐眼，于次晨取出，连用3日。

③ 灯心草10克，浸香油后烧成灰，涂抹于患儿双眉毛上，每晚睡前涂1次，连涂10日以上见效。

④ 黑牵牛花子或五倍子10克，研粉。取适量调糊，填于脐中，外用纱布、胶布固定，次日换药1次。

小儿惊风

① 百合10克，水煎服。

② 鲜葛根30克，地龙10克，生姜6克，水煎分2次服，每日1剂。

③ 生石膏16克，龙胆草10克，钩藤、僵蚕各6克，水煎2次服，每日1剂。

（编者按：适用于大便干燥、尿黄者。）

④ 地龙20克，石膏16克，艾叶10克，郁金6克，水煎，分3次服，每日1剂。

⑤ 党参、白术各10克，甘草5克，制附子（先煎）、炮姜各3克，水煎2次，合并煎液，分3次服，每日1剂。

（编者按：适用于慢惊风，四肢不温，手足蠕动者。）

⑥ 生地黄、牡蛎各10克，玄参5克，水煎，分3次服，每日1剂。

（编者按：适用于惊风伴心烦尿赤者。）

⑦ 沙参、麦冬、山茱萸各10克，水煎分3次服，每日1剂。

（编者按：适用于慢惊风伴面红，潮热，盗汗，手足心发热者。）

小儿多汗

① 桑葚子10克，五味子6克，水煎2次，分2次服。

（编者按：适用于在无运动状态下，身体多汗者。）

② 黄芪、糯稻根各10克，水煎半小时，分2次服，每日1剂。

（编者按：适用于各种自汗、虚汗症。）

③ 麻黄根、浮小麦各10克，白芍5克，水煎2次，混合煎液，分3次服，每日1剂。

（编者按：适用于在安静或失眠状态下，全身或身体某部位出汗很多者。）

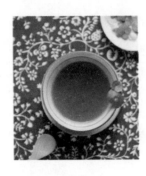

小儿夜汗

① 浮小麦60克，太子参6克，水煎服。

② 豆腐1块，当归9克，水半碗，炖服，连服2~3次。

（编者按：治小儿盗汗。）

婴儿脐炎

① 滑石粉40克，明矾粉10克，混合均匀后，加适量粉填入脐眼中，外以消毒纱布固定，每日换药2次，直至脐中无渗出液为止，才可停药。

（编者按：适用于脐部发炎、有渗出液者。）

② 松花粉（或马勃粉）15克，明矾粉10克，龙骨粉35克，三者充分混匀。每次取适量填于脐中，每日2次。

（编者按：适用于脐部发炎、有出水者。）

注：婴儿脐炎多由于洗澡时有脏水流入脐中或包太多衣服或包太紧致出汗多，造成细菌感染或皮擦破污染所致。故应保持脐部清洁、干爽，及时擦干汗液，防止因布料粗糙造成皮肤受损。

小儿腹痛

① 陈皮、鸡内金各10克，水煎分2次服，每日1剂。

（编者按：适用于腹痛兼有腹部胀满，大便稀臭者。）

② 党参、白术各10克，炮姜5克，大枣5枚，水煎2次，混合煎液，分3次服完，每日1剂。

（编者按：适用于腹部隐痛，痛处喜按喜温者。）

③ 焦山楂、焦麦芽、焦神曲各10克，牵牛子3克，将水煎2次的煎液分2~3次服。

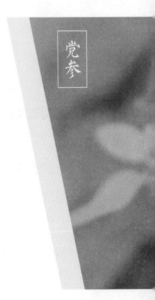

党参

（编者按：适用于腹痛兼有口臭，不思乳食，大便酸臭或不化尽者。）

小儿脱肛

小儿脱肛内服方：

党参9克，升麻、炙甘草各3克，水煎服。

小儿脱肛外治方：

白矾、五倍子各15克，水煎后，先熏后洗患处，每日1次，至愈为止。

小儿睡觉磨牙

生陈皮30克，临睡前嚼服，连服5日，见效。

小儿流涎不停

① 泥鳅去内脏晒干后炒黄研粉，每日1~2次，每次6克，以黄酒冲服。

② 生石膏10克，黄连、栀子、灯心草各5克，水煎2次，混合煎液，分2次服。

（编者按：适用于流涎兼有口角赤烂，小便短赤，大便恶臭或燥结，面色赤，唇红者。）

③ 甘草10克，生姜3克。或单用石斛30克，或单用石菖蒲10克，水煎去渣，频饮。每日1剂，连服3~5日。

④ 滑石10克，白术、扁豆、葛根、石斛、黄连、甘草各5克，水煎2次，混合煎液，分2次服。

（编者按：适用于流涎伴口角糜烂，厌食、便秘者。）

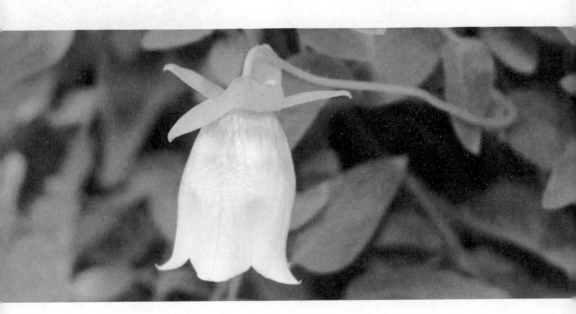

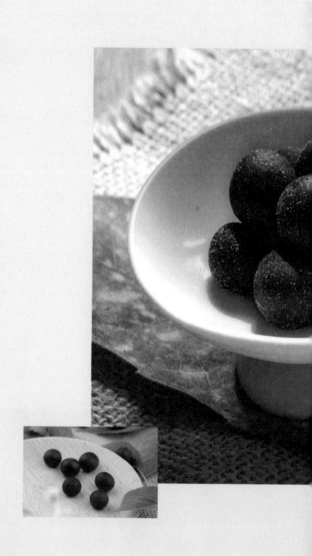

治

妇产科病症方

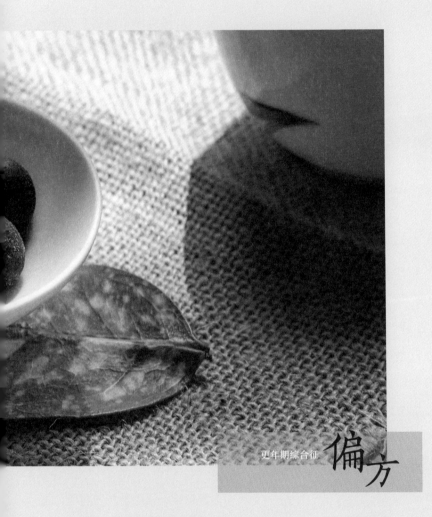

1. 桂枝、甘草、生龙骨、生牡蛎、人参、五味子、附子、远志各 10 克，水煎服，每日 1 剂，早晚分服。

2. 生地黄 15 克，紫石英、制首乌各 20 克，仙灵脾、枸杞子、山茱萸、当归、白芍、白蒺藜、无花果各 10 克，水煎服，每日 1 剂，早晚分服。

治妇产科病症方

月经病

① 治月经提前（提前7日以上）：益母草、酒黄芩各15克，生姜3片，于经行时连服3日；酒黄芩、丹皮、香附各16克，水煎服，每日1剂，于月经来潮，连服3剂。

② 治月经推迟（推后7日以上）：益母草150克，醋炒丹参100克，制香附50克，共研为末，炼蜜为丸，每次取15克，于早晚用黄酒送服。

（编者按：适用于气淤心烦乳胀痛者。）

益母草40克，丹参25克，水煎后冲红糖待溶后服，每日1剂，连服数剂；当归15克，元胡10克，生姜3片，水煎服3剂以上。

（编者按：后两方均治月经错后。）

③ 治月经先后无定期：香附250克，艾叶200克，共用醋炒黄，研成粉末，再加好醋调制为丸。每次服15克，每日服3次。

④ 治月经过多（量多，明显超过正常者）：旱莲草25克，红糖适量共煎服，每日1～2剂；木贼12克，炒至半焦，水煎服，每日1剂；益母草12克，瘦猪肉100克，先水煎益母草半小时，去渣，将煎液与肉同煮烂，吃肉饮汤，每日1剂，连服3～5剂，兼治经血过多经期不准者；淡菜60～100克，瘦猪肉150克，加水共煮烂，吃肉饮汤，兼治崩漏下血、腰痛、眩晕者。

⑤ 治月经过少症：当归20克，熟地黄、白芍、川芎各15克，香附、人参各10克，甘草5克，生姜3片，水煎2次，1日内分2次服，每日1剂。

（编者按：适用于气血两虚，面黄、气短、心悸、经血稀淡者。）

当归、丹参各20克，生地黄、桃仁、红花、香附、白芍各15克，水煎服。

（编者按：适用于治筋脉受阻，经少，小腹胀痛拒按者。）

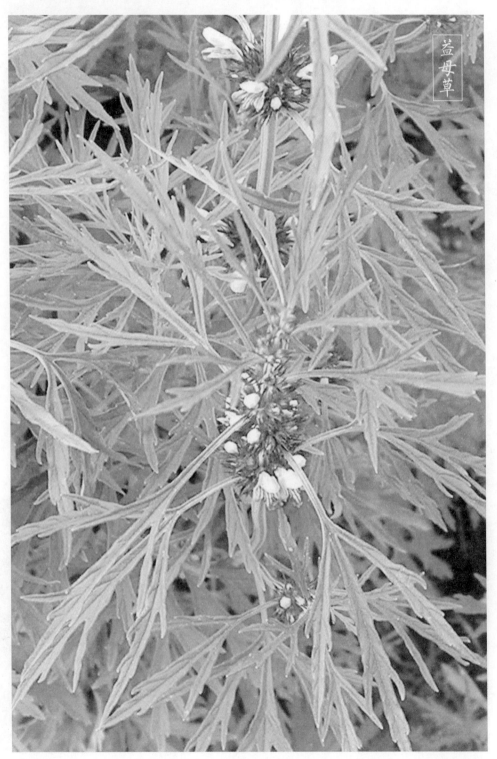

■ 治妇产科病症方

⑥ 治痛经症：生蒲黄、五灵脂各等量，共研末，每次取9克，用黄酒或米醋送服，日服2次，同时忌食生冷食物；丹参100克，香附50克，小茴香25克，共研细末，于经前、经后每日早晚用黄酒冲服15克，应忌生冷食物；丝瓜络30克，水煎服，1日2次，共7日；鸡血藤30克，艾叶、益母草各15克，水煎服；土牛膝鲜根60克，水煎20分钟后，去渣，加2个油煎好的鸡蛋，适量黄酒煮食。

⑦ 治闭经症：黄花菜根、当归各46克，瘦猪肉100克，加水共煮烂，吃肉饮汤，每日1剂；

（编者按：适用于闭经而消瘦者。）

茜草16克，黄酒适量，共煎半小时，去汤于空腹时1次服完；三棱、当归各9克，红花5克，生地黄12克，水煎服，每日1剂。

（编者按：适用于血瘀型闭经症）。

人参6克，牛膝25克，当归、川芎各20克，肉桂10克，水煎2次，合并煎液，分2次服完，每日1剂。

（编者按：适用于四肢不温、小腹冷痛者。）

⑧ 治倒经方：鲜韭菜捣汁1杯，以温开水送服。

注：妇女由于血热引致经前或行经时间口中吐血或鼻子流血，阴道无血，周期也准，称为倒经。

⑨ 治经来乳房肿胀方：鹿角霜、陈皮各16克，加黄酒、水各半，煎汤温服；川芎、陈皮各16克，加水1碗，煎成半碗，1次温服完，每日1剂；麦

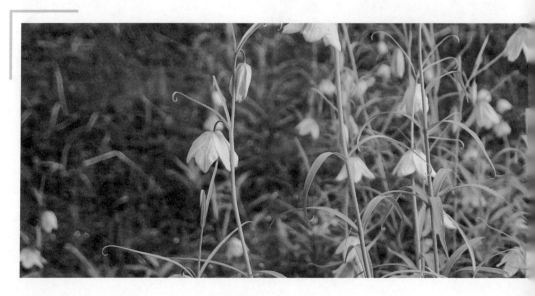

芽50克，杏仁、贝母各15克，水煎2次分服，每日1剂；金橘16克，橘核12克，煎汤代茶频饮。

⑩ 治经期头痛方：当归、牛膝、枣仁、石决明各25克，菊花、枸杞子、丹皮、白芷、白芍、藁本各15克，水煎2次，每次25分钟，合并煎液，1日分2次服完，每日1剂。

（编者按：适用于血虚火旺引起的经期剧烈头痛，头顶尤甚，烦躁而怒，口干口苦，面红目赤者。）

⑪ 养血益气：以阿胶炒研成末，用酒调服；人参加熟地黄研成末，制成丸服。

⑫ 活血疏气：以大枣5枚，甘草6克，水煎服；以当归20克，红花6克，水煎服；以丹参研末，用温酒调服；以香附10克，炒黑后，研末服用；以大枣10枚，小麦30克，甘草6克，水煎服。

经来五更泻

白术、人参各6克，干姜、甘草各3克，生姜3片，水煎服，每日1剂，连服3～5剂。

（编者按：适用于行经期间，常于黎明时分大便泄泻，并伴有腰膝酸软、小便清长者。）

经来声音嘶哑

当归、生地黄、天门冬、肉苁蓉各15克，细辛1.5克，水煎第1次炖服，第2次代茶饮，每日1剂。

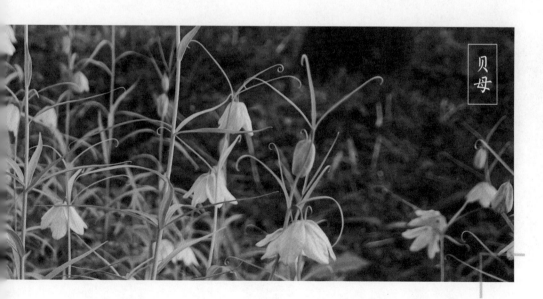

贝母

崩中漏下

1 食用乌骨鸡、猪肾、鸡内金等食物。

2 羊肉煮当归、干姜食用。

3 当归、丹参研末，每次6克，1日2~3次，水送服。

4 淡竹茹微炒后，水煎服。

以上4方为调营清热法。

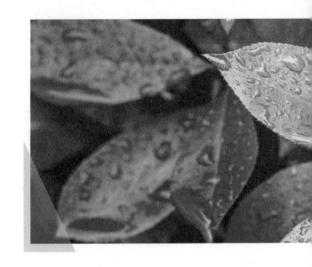

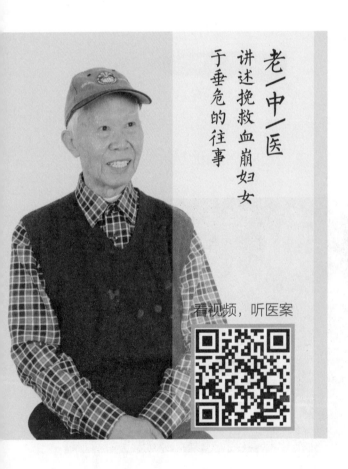

老中医讲述挽救血崩妇女于垂危的往事

看视频，听医案

血崩

1 丝瓜叶炒黑研末，每用10~15克，米酒冲服。

（编者按：治妇女血崩。）

2 黄芪40克，当归、熟附片各15克，水煎温服，每日服3次。

3 生黄芪50克，升麻炭25克，当归、荆芥各10克，水煎2次，合并煎液，分2次服，每日1剂，连服7日以上。

（编者按：适用于血崩不止，小腹作痛者。）

4 仙鹤草、血见愁、旱莲草各30克，水煎2次，合并煎液，分2次，当日服完，每日1剂，服至血止。

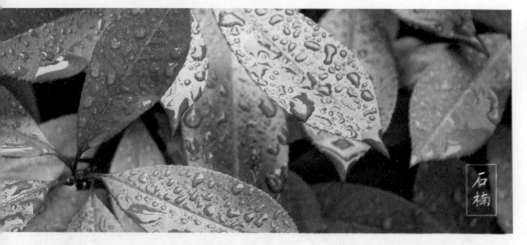

石楠

（编者按：适用于血热型血崩，症见心烦口渴者。）

⑤ 当归、生黄芪各50克，桑叶16克，田七末6克，前3味药水煎2次后，合并煎液，冲入田七末，分2次服。

（编者按：适用于年老气血亏虚、血崩不止者。）

⑥ 侧柏叶（微炒）300克，白芍（炒黄）50克，共研为末，每次用黄酒送服10克。

（编者按：适用于崩中下血，小腹痛甚者。）

⑦ 黄芪100克，当归身50克，田七末5～10克，加水2碗，先煎黄芪成1碗，再加入当归同煎3分钟，取汤冲田七末服用。

（编者按：适用于血崩不止，血色淡红，小腹隐痛喜按，言语无力，全身倦怠，汗出畏风者。）

闭经

① 鸡血藤30克，炖老酒服，连续1～2周，1周后亦可隔日炖服1剂。

② 韭菜150克，捣烂后煮开，加鸡汤炖服，1周2次，连服2周。

③ 乌豆30克，红花6克，红糖15克，水煎服，每周2次，连续4周。

④ 每半个月用黑木耳100克，童鸡1只，炖服。

⑤ 治产后闭经：桃仁20枚（去皮、尖），藕1节（切块），水煎服。

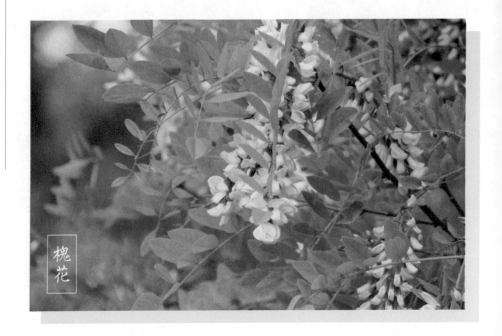

槐花

 带下

① 艾叶10克，煮鸡蛋食。

② 槐花粉10克，牡蛎粉20克，用米酒调服。

③ 冬瓜仁10克，炒研末，米汤送服。

④ 常食乌骨鸡、鸡内金、鲤鱼鳞、鳖肉、牡蛎、猪肾等食品。

⑤ 青葙子60克，水煎20分钟，加入油煎鸡蛋2个，煮熟后食之。

⑥ 乌饭树根30克，红枣5枚，水煎服，枣亦食之。

⑦ 白果15克，黄实、山药各20克，薏苡仁、土茯苓、地骨皮各30克，黄柏、车前子各12克，水煎服，1日1剂，分2次服。

（编者按：此方治湿热型下黄带有效。）

⑧ 地榆15克，栀子10克，荆芥穗3克，水煎，早晚分服。

（编者按：治赤带有效。）

阴病

阴病内服方：

治阴寒，以吴茱萸16克同花椒煎水服。

阴病外治方：

① 治阴痒阴蚀，以蛇床子、荆芥各适量，水煎液洗患处。

② 治阴部瘙痒，取葱白连根30克，花椒10粒，清水0.5升，水煎洗阴部，每日2次，连洗4～7日。

外阴白斑

① 山萸肉、丹皮、泽泻、皂刺各12克，山药、云苓、三棱、炒穿山甲、熟地黄各18克，水煎服，每日1剂，分2次服。

（编者按：以此方加减，曾治疗妇女外阴白斑症，效果佳。）

② 石楠叶、仙灵脾各15克，威灵仙、蛇床子各9克，共研细末，每日3次，每次服1.5克。

③ 苏木、炙鳖甲、马鞭草各15克，生地黄30克，龙胆草9克，水煎服，每日1剂，早晚分服。

注：该病又称外阴白色病变或外阴营养不良，是妇科常见病之一，表现为皮肤粗糙、增厚，外阴萎缩硬化，皮肤皲裂，弹性消失而变枯，呈现外阴白斑或红肿，局部刺痒或疼痛，严重时会扩至肛门周围。祖国医学称本病为"阴疮"，由气滞血瘀，湿热下注，血虚肝旺，肾阴虚所致。

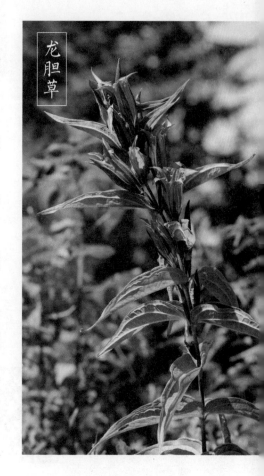

龙胆草

乳房肿胀痛

乳房肿胀痛内服方：

① 紫花地丁鲜草30克，水煎服。

② 蒲公英、紫花地丁各16克，水煎服，药渣外敷。

乳房肿胀痛外治方：

紫花地丁鲜草50克，捣烂外敷。

注：如已溃烂成痈，以上用量加倍。

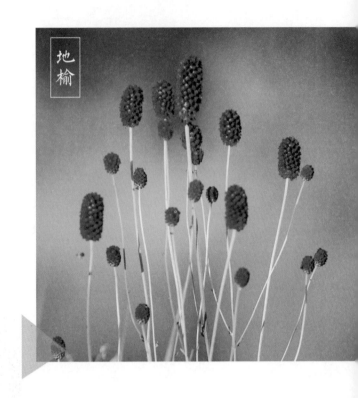

地榆

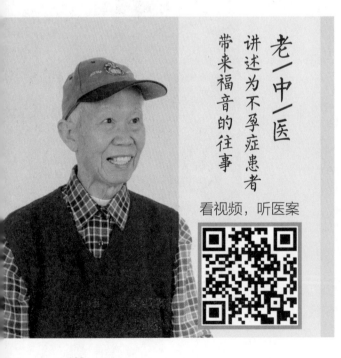

老一中一医

讲述为不孕症患者

带来福音的往事

看视频，听医案

不孕症

生鸡蛋1个开小孔，放入红花2克后，煮熟吃，每日1个，于月经干净后开始吃1个月。

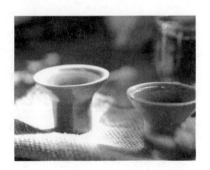

先兆性流产

① 艾叶20克，水煎去渣后，打入鲜鸡蛋2个，搅匀，再煎数沸，趁温服，连服几日。

（编者按：可起到预防流产作用。）

② 菟丝子、川续断、桑寄生各50克，共研末，炼蜜为丸，每次服10克，温开水送服，日服2次。

（编者按：适用于肾虚腰痛、胎动不安者。）

习惯性流产

① 延胡索20克，血余炭6克，共研细末，分作2日量，温开水吞服。

② 杜仲炭26克，桑寄生、金毛狗脊各20克，当归身、炒白术、白芍、枣仁各15克，水煎2次，分2次服，每日1剂，自怀孕起每月连服3剂，不要中断。

③ 玉米嫩衣（即紧贴玉米之第2层嫩皮）10片，代茶饮用，服至分娩时止。

④ 南瓜蒂适量，瓦焙至焦黑、存性，研为细末，自怀孕2个月时开始，每月定时服相当于1个南瓜蒂粉末，伴入炒米粉内同服。

（编者按：对习惯性流产、胎动不安者有效。）

⑤ 鲜目鱼1条，老母鸡1只，糯米150克，将鸡、目鱼洗净后去内杂，炖至肉烂，加水再入糯米，续熬成粥，加调味品少许服用，每月1～2次，效佳。

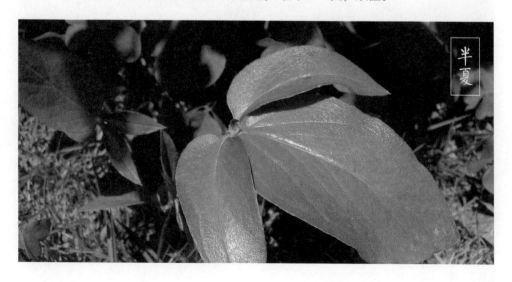

半夏

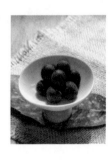

妊娠呕吐

① 苏叶16克，用沸水冲泡成茶，滴入鲜姜汁数滴，调匀，温服。

② 竹茹16克，陈皮12克，水煎代茶频饮。

③ 麝香、甘草各12克，共研细末，每次6克，淡盐水送服，1日2次。

④ 芦根30克，生姜16～25克，水煎3次，合并煎液，分2～3次服，每日1剂，连服5～7日。

（编者按：曾治愈40例，效佳。）

⑤ 灶心土（布包）60克，煎汁分2～3次服。

⑥ 姜半夏12～16克，生姜4克，煎汁，凉后服，或分多次服。

⑦ 鲜芦根30～60克，竹茹10克，水煎服。

⑧ 糯米50克，按常法熬汤喝，每日3～4次。

（编者按：编者治愈数十例，有效。）

注：孕妇应在医生指导下使用中药。

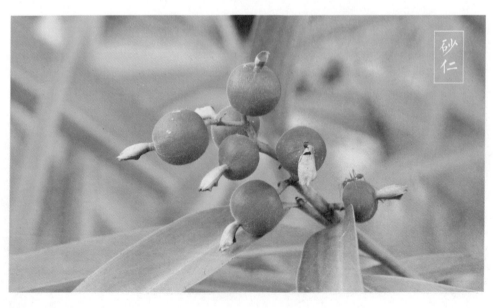

砂仁

妊娠肿胀

① 鲤鱼1尾，好醋250毫升。将鲤鱼宰净后，加入好醋共煮，至醋干时，取出食用，每日1剂。

（编者按：适用于妊娠一般性水肿。）

② 鲤鱼（或活鲫鱼）400克，赤小豆200克，陈皮10克，大蒜头1个。鲤鱼宰后去杂，大蒜剥皮拍烂。4味同时入锅，加水煮至豆烂。吃鱼饮汤，分3次1日吃完。

（编者按：适用于怀孕后腿、脚水肿者。）

注：孕妇应在医生指导下使用中药。

妊娠心烦

① 知母50克，洗净，焙干，研为细末，每次5克，温开水送服，日服2次。

（编者按：适用于孕妇心烦、不得安卧者。）

注：孕妇应在医生指导下使用中药。

② 麦冬、茯苓各15克，黄芩、竹叶各10克，灯心草6克，水煎2次分服，每日1剂。

（编者按：适用于妊娠心烦、口干、手足发热者。）

注：孕妇应在医生指导下使用中药。

妊娠遗尿

桑螵蛸12枚，炒焦，研成细末，1日内分2次，以米汤送服。

妊娠泄泻

党参（去芦头、大米炒）、白术、茯苓各9克，黄芩、砂仁、甘草各3克，水煎2次，2次分服。

注：孕妇应在医生指导下使用中药。

安胎

① 糯米、黄芩各适量，水煎服。

② 黄芩、白术各适量，水煎服或研末冲开水服。

③ 红糖60克，生姜末适量，沸水冲服。

（编者按：治孕期频频呕吐致胎气动、胎儿不安。）

注：孕妇应在医生指导下使用中药。

矫正胎位不正

党参、当归、黄芪、川芎、白术、熟地黄、枳壳、川续断、甘草各10克，水煎2次分服，每日1剂，至胎位矫正为止。

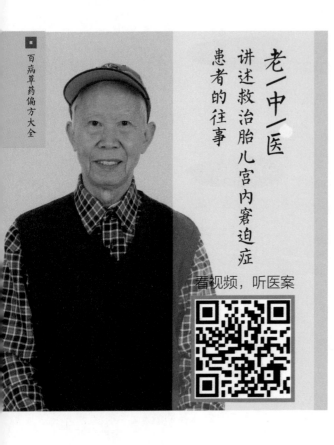

老一中一医

讲述救治胎儿宫内窘迫症患者的往事

看视频，听医案

（编者按：曾治过百余例，普遍有效。不少孕妇反映，服药几剂后，腹部皆有隐隐约约胎动感。）

注：孕妇应在医生指导下使用中药。

产后病症

① 产后寒热：以猪肾、狗肾同煮食。

② 产后血渴：以黄芪、麦冬，煎水服。

③ 产后催乳：以赤小豆、豌豆，煮汁饮用；以虾汁作羹食用；以羊肉煮食；以牛鼻煮烂食；以母猪蹄、通草同煮食；鲜鲫鱼1尾，猪蹄1个，炖服。

④ 回乳：以神曲炒研末，酒服6克。或大麦芽60克，水煎服。治回乳胀痛。

⑤ 产后血气痛：以生姜、山楂，水煎服。

⑥ 产后补虚活血：以马齿苋适量，水煎服；以羊肉、当归、甘草，水煎服；以黄母鸡加百合、粳米同煮食；以人参、紫苏、童尿同酒煎服。

⑦ 产后尿潴留：血余炭20～30克，开水冲服。

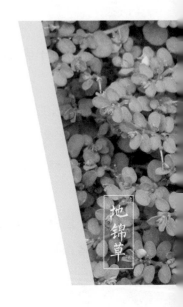

地锦草

⑧ 产后乳汁缺乏：穿山甲10克，炒黄，研末，米泔水炖服；番薯叶180克，猪蹄1只，煮汤，吃肉喝汤，天天喝至乳多后几日；活虾120克，猪蹄1只，黄酒60毫升，煮汤服。

奶水不足

① 通草（梗）30克，猪蹄1只，炖服，吃肉喝汤。

② 薜荔果4个，猪蹄1只，煮服，吃肉喝汤。

③ 生南瓜子20克，去壳取仁，捣成泥状，开水冲服。早、晚空腹各1次，连服3～5日。

④ 当归15克，王不留行10克，水煎服。

⑤ 豆腐120克，红糖30克，水1碗，煮熟后，加入米酒30毫升，食豆腐连汤。

⑥ 地锦草30克，鲫鱼1条，同煮，饮汁吃鱼肉。

⑦ 治产后缺奶：猪蹄2只，花生仁、黄豆各60克，同炖服。

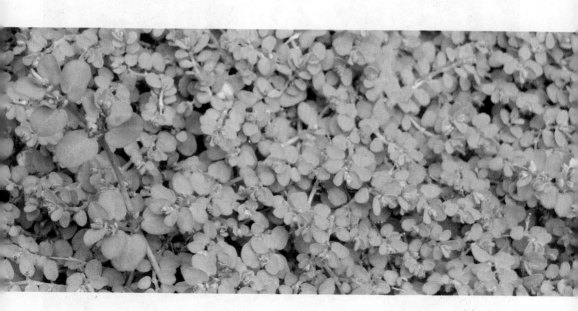

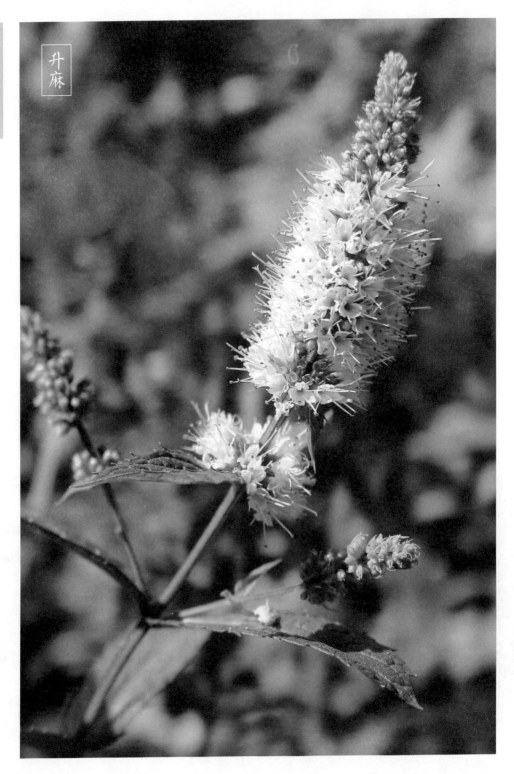

子宫脱垂

子宫脱垂内服方：

① 红糖120克，猪肚1个，水炖服，每日2～3剂。

② 杨梅树寄生60克，猪肚1个，清水炖服，每月2～3剂。

③ 黄鳝1条（去内脏，洗净切细，加盐）与小米同煮为粥，空腹食用。

④ 金樱子60～80克，煎汁，早晚分服，连服3～5日，对30岁以下，病情轻者有效。

⑤ 生枳壳24克，清晨水煎服。益母草30克，临睡前水煎服，连服1周。

⑥ 茜草根、茅莓根、酢浆草各30克，水煎服。

⑦ 柴胡、升麻、桔梗、知母各15克，党参、黄芪各60克，水煎服。

（编者按：此方普遍有效。）

⑧ 党参30克，小米50克，升麻16克，先煎党参、升麻半小时，去渣，再入小米煮成粥，早晚空腹食之。

⑨ 何首乌30克，用纱布包好，与50克小米煮成粥后，取出药包，打入鸡蛋2个，加白糖少许调匀，蛋熟趁热于空腹服。

⑩ 母鸡1只，去内脏，洗净，将用纱布包好50克的首乌粉，纳入鸡腹内，放瓦锅内煨熟后，取出首乌袋，加盐、油、姜、料酒调味，即成。分2次于当日吃肉饮汤。

⑪ 升麻6克，牡蛎12克（1日量）共研细末，分2～3次，空腹服下。轻者1个月为1疗程。Ⅱ度患者2个月为1疗程。Ⅲ度患者3个月为1疗程。一般应连服3个疗程，少数患者于服药1周后可能出现下腹微痛，不必停药。

（编者按：编者曾治多例，均有效，如配合食疗，疗效更好。）

子宫脱垂外治方：

① 韭菜250克，煎汤熏洗外阴部。

② 紫苏叶、小茴香各15克，共研细末，用麻油15克拌匀，敷患处，每日2次。

③ 白茄子1条，洗净，去皮，捣烂敷患处。

（编者按：对乳腺炎溃烂亦有效。）

④ 蓖麻子10粒，捣烂，敷头顶百会穴（剃去头发）。如子宫回缩，立即去药，1日1次。

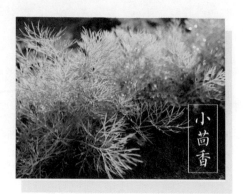

小茴香

女子梦交症

❶ 茯神、茯苓（均去皮）、人参、石菖蒲各5克，赤小豆3克，水煎服，1日1剂，分2次服。

❷ 桂枝15克，白芍、牡蛎各18克，炙甘草6克，生姜3片，大枣5枚，水煎服，1日1剂，分2次服。

（编者按：临床多由情志所伤，气滞血瘀，肝肾阴虚，心肾不交而致。）

注：此症妇女常伴有夜寐不实，精神恍惚，腹胀、腹痛或晨起呕吐。皆因脏腑虚弱，神不守舍所致。

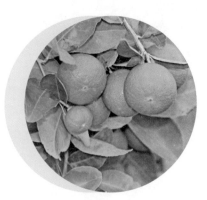

枳壳

性交出血

❶ 桂心、釜底墨各等分，共研细末，酒服3克，每日1次。

❷ 桂心、伏龙肝各60克，共研细末，每日2次，老酒送下，每次6克。

注：此症是性交时，阴道出血，多少不一，多由心脾虚损或肝火妄动，血不归藏或房事损伤所致，若每次出血，久治不愈者，须妇检排除生殖器恶性病变。

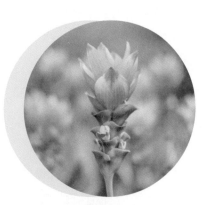

郁金

女子性欲低下

❶ 香附、合欢皮、路路通各10克，郁金、陈皮、焦白术、炒乌药、炒枳壳各4克，水煎服，每日1剂，分2次服。

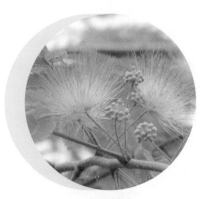

合欢花

② 仙灵脾18克，菟丝子、桑寄生、川续断、白芍、山药各15克，水煎服，每日1剂，早晚分服。

③ 升麻、柴胡、川芎、白蒺藜各9克，香附15克，合欢花、菟丝子各20克，水煎服，每日1剂，早晚分服。

注：此症指妇女性欲淡漠，不思房事，或行房无快感。常伴有性交疼痛，腰酸无力，精神萎靡，记忆力减退，乳房萎缩，毛发脱落，性情急躁，月经不调等。中医称"阴萎"。女性常隐晦不言，暗中痛苦，实非少见。

更年期综合征

① 桂枝、甘草、生龙骨、生牡蛎、人参、五味子、附子、远志各10克，水煎服，每日1剂，早晚分服。

（编者按：适用于症见精神空虚，心神不宁，心胸憋闷，动辄汗出者。）

② 生地黄15克，紫石英、制首乌各20克，仙灵脾、枸杞子、山茱萸、当归、白芍、白蒺藜、无花果各10克，水煎服，每日1剂，早晚分服。

（编者按：此方为古代之"更年饮"，老方，编者常用于肾阴不足、阳气虚损之病人，每每收效。）

③ 制首乌、熟地黄、枸杞子、女贞子、五味子、酸枣仁、柏子仁、合欢皮、夜交藤、磁石各12克，水煎服，每日1剂，早晚分服。

（编者按：适用于心烦不寐，入睡难，眩晕耳鸣，腰膝酸软伴口干者之心肾不足的男性更年期综合征者。）

注：男女从中年过渡阶段，由于性腺发生退化改变产生一系列生理变化，造成自主神经功能紊乱，精神、情绪改变，性功能障碍等症状，称更年期综合征。多出现在48~58岁年龄段，应通过综合调节。

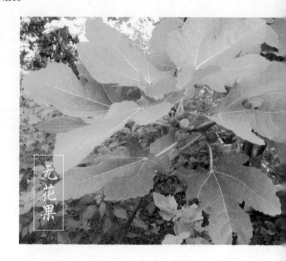
无花果

治

五官科病症方

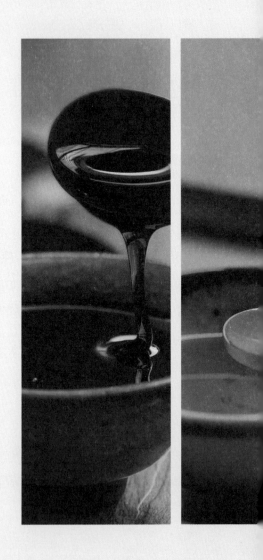

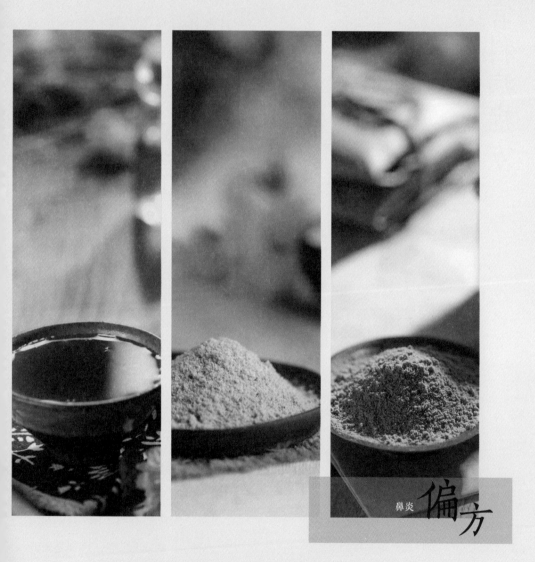

鼻炎 **偏方**

1. 鲜鱼腥草 60 克，部分捣汁滴鼻，部分加水煎服。

2. 玉米须 60 克，鸭跖草 15 克，水煎服。头痛者加苍耳子 30 克，鼻塞者加鹅不食草 8 克。

3. 盐水洗涤鼻腔后，以葱白绞汁蘸棉球塞入鼻腔，左右交替。

治五官科病症方

耳疾内服方：

1 蒲公英或紫花地丁30克，水煎服，连服5日。

2 治耳鸣补虚：熟地黄、枸杞子各10克，当归8克，水煎服。

3 治耳鸣：柿干3个，粳米30克，豆豉6克，煮粥食。

4 治体虚耳鸣：猪肾2个，煮粥食。

5 治精神郁闷忧愁所致耳鸣耳聋：以香附10克，炒研成细末，用莱菔子熬汤服用，连续3~7日，以听到声音后为限度。

6 治由气虚所致耳鸣、耳聋：党参30克，黄芪50克，磁石100克（另包先煎1小时），蔓荆子40克，泽泻25克。将1只老母鸡

肉净后备好，待上药煎完40分钟的药液与鸡肉，用小火煨烂，随量吃肉喝汤。

耳疾外治方：

1 治耳痛：以木鳖子加赤小豆、大黄各适量，研细末，吹入耳中。

2 治耳内闭气、听觉顿减：以红色活蚯蚓若干条，用精细食盐粉放入洗净，盛蚯蚓碗中，待蚯蚓化为水后弃渣，加葱白汁，调匀，滴入耳2~3滴，每日滴3~4次。

3 治虫物入耳：用鲜薄荷汁滴耳（兼水入耳中）；搓菖蒲绒塞耳（亦治蚤、虱入耳）；半夏浸麻油，或百部浸麻油滴耳；韭汁、姜汁或人乳、童尿滴耳。

急、慢性耳聋

1 川芎2000克，地龙150克，麦冬9克，先将前2味焙干，共研细末，混匀。每次取6克，用麦冬煎汤送服，每日服2次。

（编者按：治耳闭气，听力顿减。）

2 柴胡10克，灵磁石（打碎）20克，车前子（布包）15克，片姜

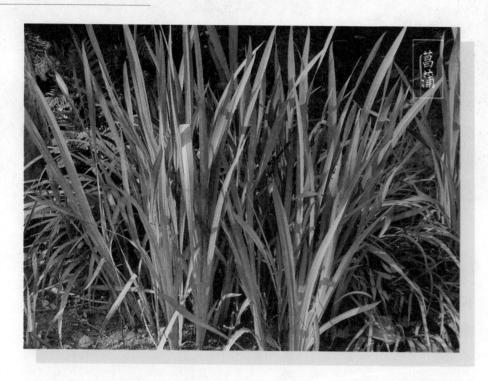

菖蒲

黄9克，水煎2次，合并煎液，1日分2次服，每日1剂。

（编者按：治双耳闭气，听力大减。）

3 制香附60克，莱菔子12克，先将香附研末，每次取8克，用萝卜子煎汤送服，每日2次。

（编者按：治突然耳聋、耳塞。）

4 磁石60克，木通、菖蒲各50克，打碎切碎，放入上好米酒2千克，浸1周，每次饮20毫升，1日2次。

（编者按：治慢性耳聋。）

5 党参30克，黄芪50克，磁石100克（另包），蔓荆子40克，泽泻25克，将上药布包加水1000毫升，煎40分钟，去渣，再将老母鸡1只（去脏器），小火煨至烂熟，随量饮汤吃肉。

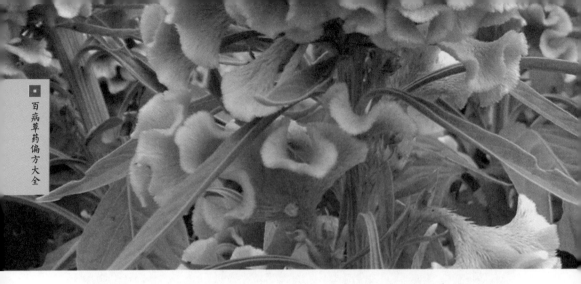

鼻炎内服方：

① 治过敏性鼻炎：以甘草20克，泡干姜10克，水煎2次分服，每日1剂，一般3~5剂治愈。

② 鲜鱼腥草60克，部分捣汁滴鼻，部分加水煎服。

③ 玉米须60克，鸭跖草15克，水煎服。头痛者加苍耳子30克，鼻塞者加鹅不食草8克。

鼻炎外治方：

① 单用白芷研末，吹入鼻内。

② 少许冰硼散（成药）吹入鼻内，每日2~3次。

③ 甜瓜蒂研末，取少许涂患处，日3次。

（编者按：治慢性肥厚性鼻炎。）

④ 苍耳子、辛夷、葱白各10克，水煎，候冷后，用药棉蘸药汁滴鼻。

⑤ 盐水洗涤鼻腔后，以葱白绞汁蘸棉球塞入鼻腔，左右交替。

（编者按：对急性、慢性鼻炎有效。）

⑥ 每晚以盐水净鼻腔后用葱白捣汁，棉球蘸湿，交替塞于鼻内。

（编者按：治鼻炎、鼻窦炎。）

⑦ 将一块黄土砖烧透后，趁热浇上陈醋15~20毫升，令患者用鼻闻其热气，每日2次，连续1周。

（编者按：对鼻窦炎、过敏性鼻炎，均有效。）

鼻出血内服方：

① 玉米须10克，以冰糖炖服，可止。

② 侧柏炭20克，研细，每次吞服3

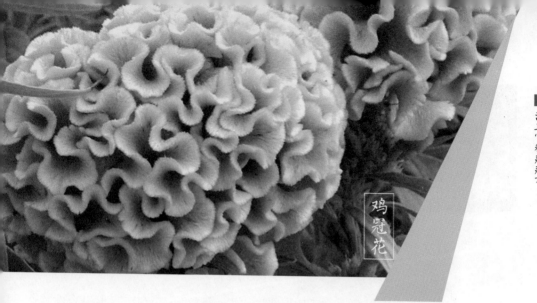

克，每日3次。

③ 鸡冠花30克，鲜茅根60克，水煎服。

④ 小蓟30克，白茅根16克，水煎服。

⑤ 空心菜160克，和糖捣烂，冲入开水服。

⑥ 枇杷叶（去毛），焙干研末，1次3～6克，1日3次，调茶水喝。

（编者按：治鼻血不止。）

⑦ 芦根、藕节各20克，切碎，水煎后1次喝下，1日2次，连续5日。

⑧ 山茶花10克，沸水直接冲泡，当茶频饮，连续多日。

（编者按：适用于鼻干燥流鼻血者，止血后宜用麻油涂于鼻黏膜，每日2次。）

⑨ 茅根或白茅花15克，加水2碗，煎取一碗浓液，1日内分2次服完，每日1剂。

（编者按：适用于一般鼻出血。）

⑩ 滋阴抑阳法：以侧柏叶30克，水煎服；以莲花研末，酒调服；以当归30克，制成末，水调服；以生大黄汁和大黄末制成丸服；以竹叶、竹茹各10克，水煎服。

⑪ 调中补虚法：以代赭石研末冲服；以羊血热饮；以人参30克，水炖服。

⑫ 逐瘀散滞法：以藕汁饮服；以头发灰吹入鼻内止血，每日3次；以生葱略捣塞鼻止血。

鼻出血外治方：

① 大蒜或葱白适量，洗净，捣烂，外敷于足心。

② 取柏叶、石榴花若干，焙干研末，吹入鼻腔内。

③ 萝卜捣汁半盅，米酒少许，炖热服并滴鼻内，治鼻血不止。

④ 青葱（连根须）1把。将葱洗净，

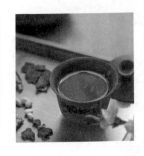

切碎，捣烂，榨取其汁，浸棉球，塞入出血的鼻孔中，尽可能塞紧。

（编者按：适用于单纯性鼻黏膜破裂出血者。）

⑤ 花生仁皮衣适量，烧灰存性，吹入鼻孔内几次，鼻血渐止，神效。

鼻窦炎

① 丝瓜藤（近根部1米段）或老丝瓜皮200克，烧灰存性，研细粉备用。每次取5~6克，用黄酒调服，每日2次。

② 苍耳子100克，炒干透，研粉备用，每次服2~4克，温开水送服，每日3次。

（编者按：适用于鼻窦炎流清涕如注者。）

③ 黄柏50克，生川乌、苍术、川芎各60克，共研细末，混匀，每次取4~6克，清茶水送服，每日2次。

（编者按：适用于慢性鼻窦炎急性发作。）

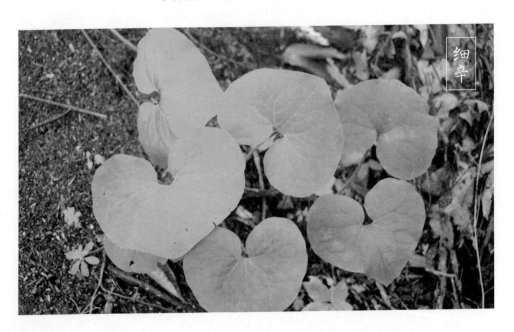

细辛

鼻窦炎（脑漏）

鼻窦炎（脑漏）内服方：

① 丝瓜藤近地面2尺（约66.6厘米）内砍下，洗净焙干，研末，每服6克，每日2次，连服2周。

② 鲜丝瓜根30克，炖瘦肉服，连服1周。

③ 老刀豆带壳焙干，研末，每日9克，黄酒冲服，早晚各1次。

④ 辛夷、苍耳子、防风各9克，桑叶、菊花各16克，薄荷5克（后下），甘草3克，水煎服。

（编者按：此方适用于流黄涕、头痛。）

鼻窦炎（脑漏）外治方：

苍耳子、辛夷各9克，研细末，用麦管蘸少量药粉，吹入患鼻内，每日2次。

注：此病由于细菌进入鼻窦而引起炎症，表现为鼻孔常流黄绿色鼻涕，多而臭，呼吸不畅，嗅觉不灵，并常伴有头痛、头晕、精神不好，记忆力减退等症状。

鼻疮

① 桃树嫩叶（叶心）适量，捣成浆状，外敷疮疖处。

（编者按：鼻孔附近或烂或反复结痂又灼痒、脱落、渗水不止、经久不愈者。）

② 杏仁10克，枯矾6克，共研细末，加入乳汁适量，调敷患处，每日2次。

③ 苦参、枯矾各15克，共研细末，加入麻油适量，调匀，敷于患处。

鼻息肉

南瓜蒂、细辛各30克，共研细末，每次取适量，调入适量水成小泥团，以纱布包裹成绿豆大小，塞进鼻孔中。每日换药2次。

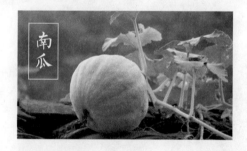

南瓜

鼻孔流黄臭水

① 取近根部之丝瓜藤，约15厘米长，烧灰存性，研成细末，冲入少量温米酒调匀口服，每日服2次。

② 老丝瓜1个，去皮，去子，烧灰存性，研成细末，每次6克，温米酒调服，每日2次。

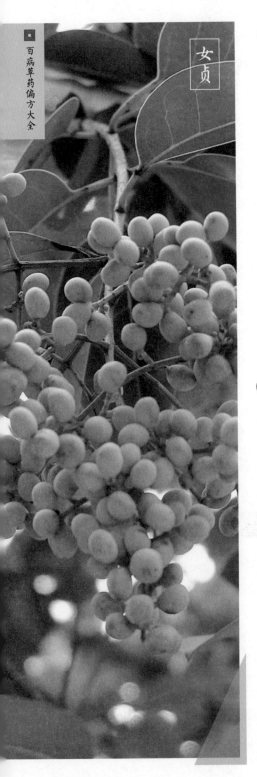

女贞

酒渣鼻

酒渣鼻内服方

① 凌霄花、桃仁、红花各15克，当归、生地黄、赤芍、川芎、丹皮各10克，甘草、生大黄（后入）各5克，水煎2次，合并煎液，分2次服完，每日1剂。

（编者按：适用于颜色暗红，患部皮肤较肥厚者。）

② 炒栀子100克，研细末，调蜂蜜为丸，每日2次，每次服9克。

酒渣鼻外治方：

白丁香12粒，研细末，加入蜂蜜调匀，每日早晚各涂1次。

急性咽喉炎

① 单用大叶女贞鲜叶6片，嘱患者嚼烂，缓缓咽下，多数于用药后2日左右治愈。

（编者按：编者用此方共治40余例，均获明显疗效。同时，亦用于治疗口腔溃疡、齿龈炎，疗效明显。）

② 代赭石15克，水煎服，每日1～2剂。

（编者按：适用于有轻度吞咽不顺，咽喉肿痛者。）

③ 荆芥、防风、苏叶各15克，黄芩、杏仁各10克，水煎2次分服，每日1剂。

（编者按：适用于咽喉炎并伴有恶寒、头痛、低热无汗者。）

④ 金银花、连翘、天花粉、荆芥各16克，蝉蜕10克，水煎2次分服。

（编者按：适用于急性咽喉炎伴发热者。）

咽喉痛症内服方：

① 大青叶或板蓝根30克，水煎服。

② 一枝黄花30克，水煎服。

③ 白夏枯草30克，水煎服。

④ 鲜鱼腥草适量绞汁，冷服，每日2～3次。

（编者按：治咽喉肿痛。）

⑤ 萝卜汁1杯，加姜汁2滴，每4小时1次，饮服。

（编者按：治慢性咽炎。）

⑥ 治慢性咽炎声哑：胖大海10克，蝉蜕3克，煮水代茶饮。

⑦ 蒲公英30克，水煎服。如咽喉痛声哑加蝉蜕6克，板蓝根30克。

⑧ 以适量生姜汁加蜂蜜内服。

（编者按：治疗食鸡、鸭肉后中毒所致的咽喉肿痛。）

⑨ 治急性扁桃体炎：以蚯疸草（泥鳅草）60克，水煎服。

⑩ 治咽喉肿痛：以桔梗、沙参各10克，知母6克，牛蒡子9克，生地黄8克，水煎服。

（编者按：适用于火盛便秘者）。

⑪ 治邪热声嘶：以陈皮16克，水煎频含漱。或天南星、苏叶各6克，生姜2片，水煎服。

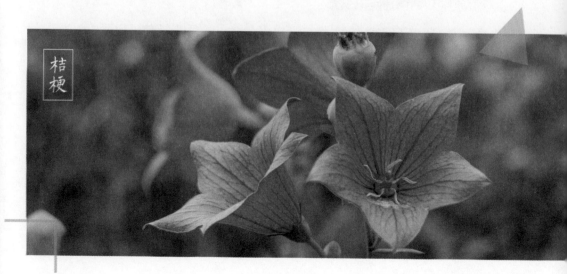

桔梗

⑫ 治急性咽喉炎：金银花、野菊花各15克，赤芍10克，水煎2次，每次20分钟，分2次服，每日1～2剂。

（编者按：适用于咽喉肿痛，恶寒发热者。）

蒲公英50克，板蓝根30克，水煎2次，分服，每日1剂。

（编者按：适用于急性咽炎，红肿疼痛者。）

牛蒡子、麦冬、玄参、黄连各20克，芦根15克，水煎2次分服。

（编者按：适用于急性咽炎，伴有热重恶寒之风热侵肺者。）

⑬ 慢性咽炎方：新萝卜适量，洗净，切丝，捣烂，榨汁服用，每次服50毫升，每日2～3次；胖大海8个或菊花、桔梗、沙参各15克（均切碎），沸水急冲入热水瓶中，15分钟后代茶频饮。

（编者按：适用于咽喉不适，微痛，有异物感，常有发痒引起咳嗽。）

咽喉痛症外治方：

以鸡内金适量，烧研成末，吹入咽喉。

（编者按：凡慢性咽炎的病人，每日早晚刷牙以盐开水（凉后）加中药牙膏，三餐饭后亦以盐开水含漱口，大部分慢性咽炎患者坚持半个月后可自愈。）

鱼刺鲠喉内

鱼刺鲠喉内内服方：

① 以橄榄核磨醋吞服。

② 鸭肫皮60克，炒酥后研粉，分2次吞服。

③ 鲜酢浆草30克，洗净，捣烂，加适量开水，取汁慢慢吞咽。

鱼刺鲠喉内外治方：

① 以冷冻后的酸醋，每次含一大口，昂头分服并漱咽喉部，持续2～3分钟，漱好后吐出，每日漱4～6次。

（编者按：适用于小鱼刺鲠喉疼痛者。）

② 威灵仙30克，急性子10克，加清水500毫升，水煎25分钟，去渣冷却后，每次含漱并缓缓咽下。每日含漱并饮7～8次。

（编者按：适用于小鱼刺、细鱼骨鲠喉者。）

③ 山楂适量，研粉，以温开水调制成糊状，外敷患处。如刺于口腔黏膜或牙缝等处，则用山楂煎取浓汤，含口中1～2小时，鱼刺、鱼骨自可软化而出。

声音嘶哑

① 以羌活16克，用黄酒煎饮。

（编者按：适用于邪热所致者。）

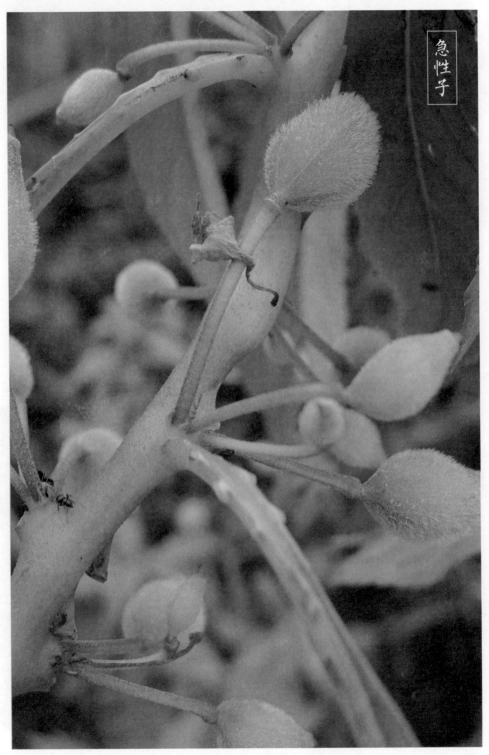

② 以天南星（经制去毒后）、生姜各8克，加苏叶10克，水煎服。

③ 以陈皮10克，水煎后加蜂蜜少许，水煎含咽。

④ 以鸡蛋1只，打入碗中，搅匀，加醋水，蒸熟食用，连吃1周。

⑤ 鲜橄榄适量，每次服1~2粒，入口中边咬边吸其汁吞咽，每日3~4次。

（编者按：适用于单纯性声音嘶哑者。）

⑥ 公猪板油、白蜜各500克。将板油煎炸成油，去渣，加入白蜜，再煎片刻，待凉后以纱布过滤，装入瓷器缸中备用。治疗突然嘶哑者，每次服一茶匙，日3~4次，坚持几日有效。

⑦ 干金针菜50克，加水一碗煮烂，待凉后加入蜂蜜，取汤，含于口中、咽喉，片刻后，徐徐咽下，每日分3次服完。

（编者按：适用于声带因劳累引起的声音嘶哑者。）

⑧ 鲜枇杷叶30克，淡竹叶15克，水煎服。

⑨ 罗汉果1个，切片，水煎15分钟，待冷却后，频频饮服。

（编者按：治咽喉痛后失声。）

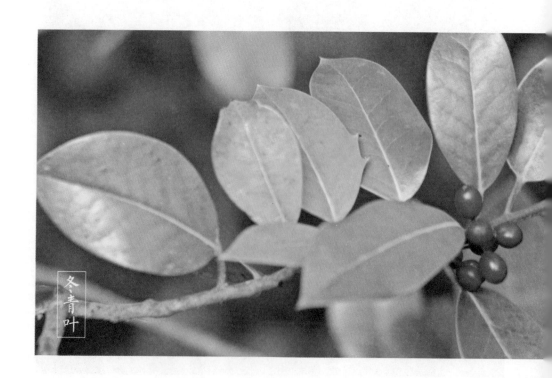

冬青叶

口舌生疮

口舌生疮内服方：

麦冬、玄参、太子参各6克，生甘草3克，金银花4.5克。将上药切碎后，倒入热水瓶中，冲入适量开水闷10～15分钟，当茶频饮。每日1剂，连服3～5日。

（编者按：对各种口疮有效。）

口舌生疮外治方：

吴茱萸100克，研末。每次取20克，加适量米醋调成糊状，敷于两足心，纱布包扎，每日换药1次，连敷数日。

（编者按：对顽固性口疮，可获疗效。）

口干、口涎过多

口干内服方：

芦根、绿豆若干，水煎后，吃豆喝汤，连服2日。

口涎过多外治方：

五倍子20克，研末，取适量撒于口内，治口涎过多。

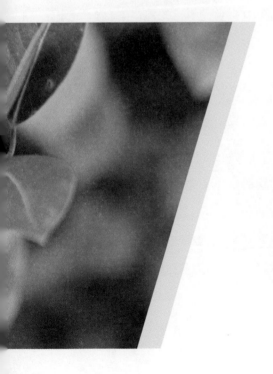

舌疾

1 治舌肿胀：以芍药10克，甘草8克，水煎服。

2 取赤小豆适量绞汁服。

3 以冬青叶26克，煎浓汁含于口舌。

4 舌出血：以生地黄、阿胶各适量，共研末，用米汤饮服。

5 舌出血者，以赤小豆适量绞汁服，以适量生大黄加阿胶研成末，用米汤饮服。

口糜（鹅品疮）

口糜内服方：

桔梗16克，甘草6克，水煎服。

口糜外治方：

黄连、干姜各3克，共研末，掺涂于口腔溃疡面，并用米酒煎呷含治；赤小豆末适量用米醋调匀后，涂于小儿鹅口疮上；适量萝卜汁、姜汁，频漱口；牛奶、羊乳含口中几分钟后吐之；纯天然蜂蜜涂抹于疮面。

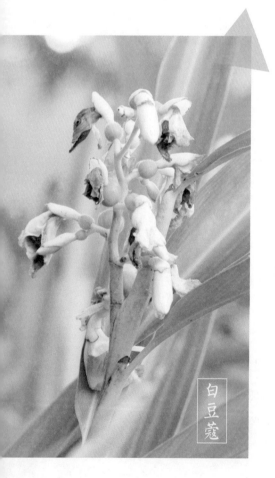

白豆蔻

口臭

① 取无患子果仁若干，煨或炒吃，能辟恶气，除口臭。

② 取陈皮、橡皮子各适量，嚼后含之。

③ 甘草10克，白芷12克，川芎15克，共研细末，以酒冲服。

④ 取芦根（干鲜均可）30克，水煎后加冰糖适量，于清晨空腹服，连续1周，见效。

⑤ 香糯30克，水煎稍浓些，早晚含服之。

⑥ 取细辛、白豆蔻各适量，入口含之。

⑦ 以陈皮嚼后，含于口中。

⑧ 以陈皮、白豆蔻各适量嚼后，含于口中。

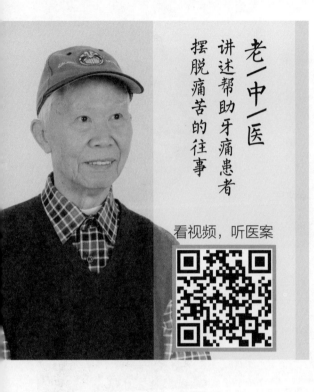

老一中医
讲述帮助牙痛患者
摆脱痛苦的往事

看视频，听医案

牙痛

牙痛内服方：

① 桑叶15克，水煎服。

② 杨梅树皮20克，煎汁去渣，煮鸡蛋2个，先吃鸡蛋，后饮汁。

③ 瓦松一把，洗净后煮水，加白糖100克，1次喝完，即可见效。

④ 栀子煮20分钟（约10粒），将汁加鸡蛋2个，煮沸10分钟，饮汁吃蛋。

⑤ 治蛀牙疼：桃仁6克，柏枝8克，烧热研粉填之；以桔梗8克，薏苡根10克，水煎服；以松叶、松节各30克，同浓煎成汁，加盐少许，频漱口。

（编者按：适用于风湿热者。）

⑥ 金樱子根60克，炖冰糖服；桑树根50克，瘦猪肉100克，炖服；枫树籽50克，瘦猪肉100克，炖服；桑树根60克，鸡蛋1个，盐少许，炖服。

⑦ 生大黄10克，生甘草3克，小火煎6分钟，温服。

（编者按：适用于牙痛伴口臭、便秘者。）

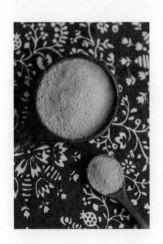

⑧ 生石膏30克，北细辛3克，水煎服一半，另一半用于不断漱口。

（编者按：对口腔火大者有效。）

牙痛外治方：

① 陈醋60克，花椒6克，水煎，去椒含漱。

（编者按：止牙痛有效。）

② 花椒10粒，水煎服并含漱口，咬渣。

③ 治风火牙痛：烧酒浸花椒，频频漱口，痛减。

④ 十滴水或清凉油或小苏打粉粒，塞蛀牙，可止疼。也可上下扣齿片刻，亦能止疼。

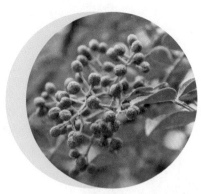

花椒

牙周炎

牙周炎内服方：

① 长冬草30克，水煎服。

② 鲜虎耳草30克或鲜牛筋草60克，水煎服。

③ 夏枯草50克，牛筋草16克，水煎2次，合并煎液，分3次服完，每日1剂。

（编者按：适用于各类牙周炎。）

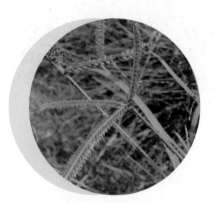

牛筋草

④ 石膏30克，黄连、赤芍、马勃各16克，水煎2次，合并煎液，分3次服完，每日1剂。

（编者按：适用于胃火上蒸型牙周炎伴牙龈出血有脓血溢出者。）

⑤ 知母15克，黄柏、升麻各10克，甘草5克，水煎分2次服，每日1剂。

（编者按：适用于肾阴亏损牙周炎，症见牙齿松动，牙龈溃烂萎缩，牙根裸露。）

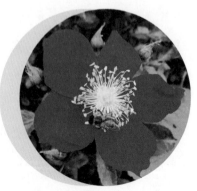

赤芍

牙周炎外治方：

① 将鸡蛋清搅拌于等量白酒中，含在口中，约5分钟吐掉。1日2次，连用3日。

（编者按：有消肿止痛之功效。）

② 灯笼草30克，煎汁漱口。

③ 五倍子10克，水煎去汤，经常漱口。

（编者按：适用于各类牙周炎。）

④ 刀豆壳10克，冰片少许。将刀豆壳烧炭存性，与冰片共研细末，调匀后，1日多次，取末擦于齿龈患处。

（编者按：适用于各类牙周炎。）

牙龈出血

牙龈出血内服方：

① 除热法：以防风、羌活各10克，水煎服。

② 清补法：以人参9克，茯苓10克，麦冬8克，水煎服。

③ 鲜白茅根100克，煎汁代茶饮。

牙龈出血外治方：

以香附加姜汁炒研成末外涂；以丝瓜藤烧灰外敷；以地龙干加少许石矾研末外敷；鲜石榴皮适量，洗净，捣汁，漱口。

茧唇

① 桃仁6克，猪板油16克，共捣如细泥，涂抹患处，每日3～5次，一般3～4日痊愈。

（编者按：编者外祖父、三伯父曾治验上百例，全部痊愈。）

② 蚕茧1个，白矾少许。先将白矾放入茧内，烧成炭，研细面，涂于患处，每日2～3次，3日左右见效。

③ 黄连3克，白果2个，共研细末，用香油适量涂抹患处，每日2～3次，3日见愈。

白内障

1 车前子、干地黄各100克，麦冬80克，共研成末，混匀，炼蜜为丸，每次服10克，每日2～3次，以新产的绿茶水送服。

（编者按：适用于白内障视力减退，目昏如雾，伴有口干者。）

2 磁朱丸，每次6克，每日2～3次，淡绿茶送下。

（编者按：适用于早期白内障有头昏、视物模糊者。）

3 龙胆草、夏枯草、车前草、野菊花各16克，水煎2次，合并煎液，分2次服，每日1剂。

（编者按：适用于早、中期白内障患者。）

4 菟丝子20克，石决明、决明子各15克，白芍、木贼、青葙子各10克，甘草5克，水煎分2次服，每日1剂。

（编者按：适用于早、中期白内障患者。）

睑腺炎

睑腺炎内服方：

1 紫花地丁30克，水煎服。

2 连翘10克，生大黄6克。先煎连翘15分钟，后入大黄15分钟，去渣，分2次服，每日1剂，并可预防化脓。

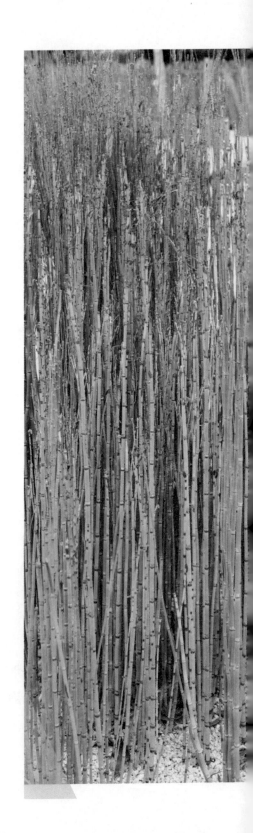

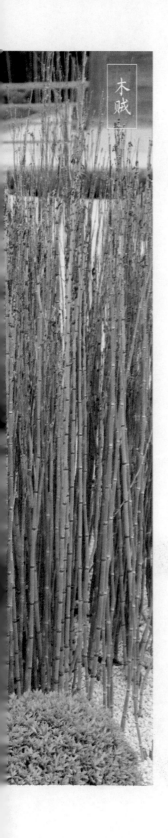

木贼

③ 鲜蒲公英（或野菊花）50克，连翘20克，水煎2次。头煎汤药内服，二煎汤药洗患眼，每日2次。

④ 金银花、野菊花、蒲公英各20克，水煎2次，每日1剂。

睑腺炎外治方：

① 芙蓉叶、薄荷叶各10克，共捣烂，外敷患处，每日换药1~2次。

② 鲜梨1个，洗净，切薄片，贴敷于患侧眼帘，每隔2小时一换，并配合中药内服。

（**编者按：适用于初起肿痛者。**）

红眼病

红眼病内服方：

① 黄连6克，水煎服。

② 野菊花20克，薄荷叶9克，水煎服，连服3~5日。

③ 车前子（布包）15克，玄参12克，大青叶10克，沸水冲泡代茶饮服。

红眼病外治方：

① 健康产妇初乳（产后1周尤佳），点眼。

② 净鸭母胆汁或鸡蛋清直接点红眼。

③ 艾叶（鲜）10片，黄连6克，水煎后频洗双眼。

④ 取绿茶30克，桑叶50克（干鲜均可）煮20分钟后，放脸盆内加盖毛巾，熏洗双眼，让其流泪，3日即愈。

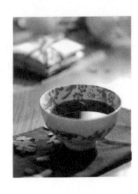

夜盲症

① 海参30克，炖冰糖，每日空腹食。

② 常食用赤小豆、白扁豆、燕麦各50克，浸1夜，加红枣3个，早餐熬粥服。

③ 五加皮浸老酒，每晚饮50～100毫升。

④ 食用鸡肝、猪肝、牛肝、兔肝。任选1种，连食1周。（勿太熟！）

⑤ 白菊花30～50克，蝉蜕末10克，研末，分3日，开水冲服。

⑥ 石决明、夜明砂各20克，煎成200毫升药液，于清晨空腹时将药液分2次煮羊肝100克，至八成熟食。

⑦ 夜明砂、木贼、蝉蜕各10克，当归15克，羊肝1具，同煮30分钟，分2次吃肝饮汤，每日1剂。

⑧ 肉苁蓉、枸杞子各16克，菊花、巴戟天各12克，水煎2次，合并煎液，分2次温服，每日1剂。

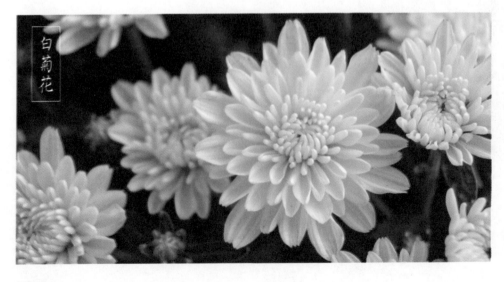

白菊花

巴戟天

眼底出血

白木耳或黑木耳4克，清水浸泡1夜，于饭锅上蒸1～2小时，加适量冰糖，睡前服。

（编者按：治血管硬化眼底出血。）

角膜翳

❶ 蝉蜕末，每服4克，每日2次。

❷ 龙胆草4克，草决明、夜明砂、青葙子、木贼各20克，水煎服。

❸ 石决明、草决明、木贼各12克，蒺藜、熟地黄各24克，蝉蜕8克，水煎服。

注：此症中医称"云翳"，是由角膜炎症或外伤而致的瘢痕性角膜混浊，称斑翳，更厚者称角膜白斑。

角膜炎

❶ 野菊花30克，水煎服。

❷ 蒲公英50克，水煎服。

注：野菊花汁和蒲公英汁均可熏洗患眼。

❸ 田字草26克，水煎服。

❹ 龙胆草24克，研末，2日分服，每日3次，每次4克。

❺ 菠菜、野菊花各适量，水煎服。

视力减退

白菊花8克，枸杞子5克，水煮开5分钟后，天天当茶饮。

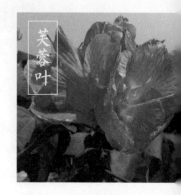

芙蓉叶

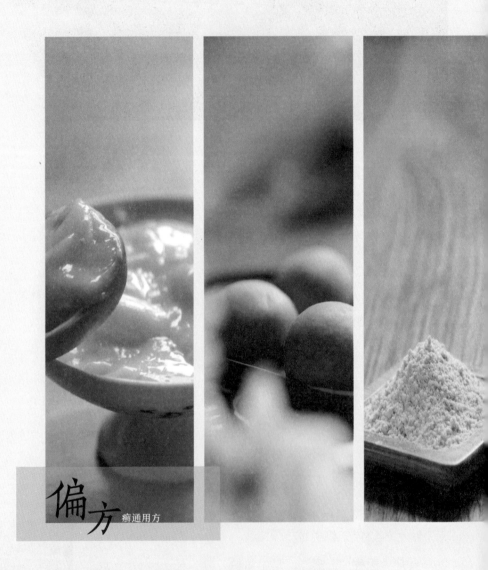

偏方 癣通用方

1. 取生黄精适量，捣裂后浸泡于 95% 酒精内 3 日，涂患处。

2. 酢浆草 50 克，捣烂涂患处。

3. 生紫色独头蒜 5 个，捣裂开后，入白醋浸泡 3 日，涂患处，每日 3 次，1~2 周。

4. 治手癣：蓖麻树叶适量，捣烂涂患处，每日 3 次；丹皮、紫草各 20 克，共研细末，加醋调敷患处，每日 2~3 次。

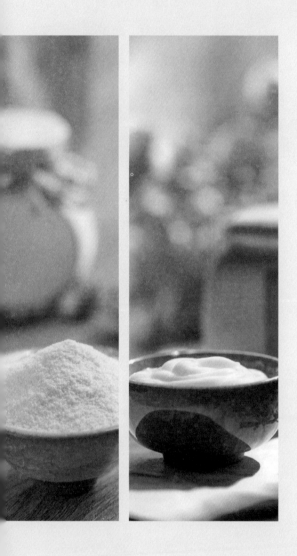

治

皮肤病症方

治皮肤病症方

皮肤瘙痒

1. 将鲜韭菜轻搓后浸泡于淘米水中，泡1~2个小时后入锅烧开，将汤洗患处或搓澡，清水冲身，连洗3日效佳。

2. 空心菜水煮数沸，微温时洗患部，对皮肤瘙痒有效。

带状疱疹

1. 将穿山龙根粉适量，与陈醋共调成糊状，不断涂抹患处，直到痊愈为止。

2. 菟丝子36克，烘干，研成细末，加入香油适量调匀，涂抹患处，每日2次，效佳，一般数日可愈。

（编者按：适用于带状疱疹剧痛者。）

3. 老茶树叶研末，以浓茶汁调涂患处，每日3次。

神经性皮炎

1. 将4个鸡蛋泡在黑醋中，1周取出，捣成糊状外敷患处。

2. 土槿皮90克，槟榔30克，共研细末，醋调成糊状，敷贴患处，每日1次。

3. 羊蹄根、枯矾各适量，共研细末和匀，以陈醋调之，每日外抹1~2次。

（编者按：该病症以皮肤剧痒，增厚，皮沟加深并苔藓样改变为特征，较为顽固。）

4. 取鲜丝瓜叶，洗净，捣烂擦患处，至皮肤发红为止，隔日1次，7次为1疗程，患处不可用水洗。

5. 大蒜头3个，去外衣，捣烂，用纱布包好，浸入米醋（酌加少许硫黄粉）片刻，以纱布包好擦患处。每日早晚擦2次，连擦1周。

6. 鸡蛋3个，浸于老醋中（瓶口密封），2周后取蛋壳，捣烂外擦患处，每日2~3次。

注：神经性皮炎，是一种慢性的皮肤神经官能症，极痒，抓破后留血痂，不烂，无黄水，多见于颈部和四肢，呈对称分布，日久患处皮肤增厚变硬，多见于成年人。

白僵蚕粉100克，每次5克，
每日2次，温开水调服。
亚麻仁（巨胜子）16克，
水煎服。

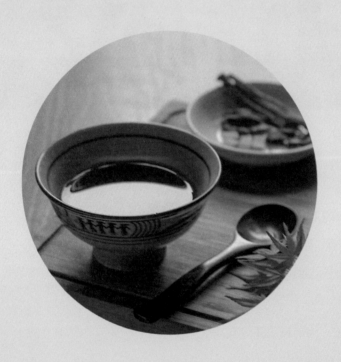

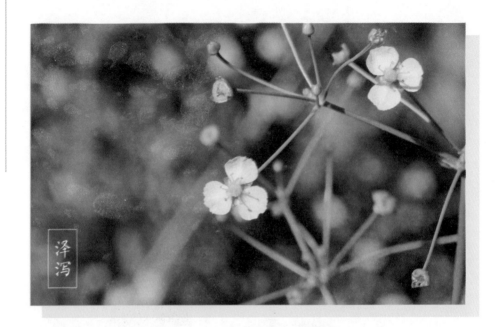

泽泻

阴囊痒

阴囊痒内服方：

① 以茯苓、五加皮各15克，水煎服；以黄芪用黄酒炒后研成末，用猪心蘸食。

② 地肤子、薏苡仁、黄柏、赤茯苓、丹皮、泽泻、滑石、通草各12克，水煎服，每日1剂，早晚分服。

（编者按：治阴囊湿疹。）

阴囊痒外治方：

① 以荷叶、浮萍各15克，蛇床子10克，水煎半小时，边熏边洗阴部，并以五倍子、茶叶，研末外涂。

② 桉树叶、柳树叶、艾叶各100克，净后入砂罐内，加水500毫升，煮20分钟，将滤液纱布沾湿洗患部，每剂药煮2次，于早晚各洗1次。

③ 苦参、土茯苓各30克，蛇麻子、车前草各15克，白芷、白术各9克，每日1剂，水煎2次，于早晚各洗1次。

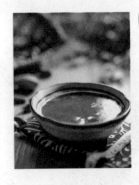

脱皮、头屑、头皮痒内服方:

① 茯苓2000克，研为细末，每次服8克，白开水送服，每日2次。

② 常吃上好的黑豆、芝麻、花生，对脱发、白发早发现有效。

③ 中华黑蚁净粉，每日服3～5克，蜂蜜水送服，3～6个月，白发转黑，不再脱发。

④ 侧柏叶12克，当归6克，共研末，于早晨空腹时服10克，温开水送服。

（编者按：对头发严重脱落者有效。）

⑤ 黑芝麻30克，黄精20克，生地黄、熟地黄各16克，女贞子、旱莲草、侧柏叶、枸杞子、制首乌各10克。先将上药用山泉水浸泡30分钟以上，再煎沸30分钟，连煎2次，合并煎液，分2次服完，每日1剂。

（编者按：坚持长期服用，能促进头发再生，对斑秃也有效。）

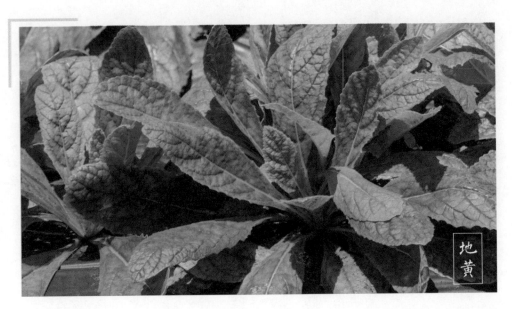

地黄

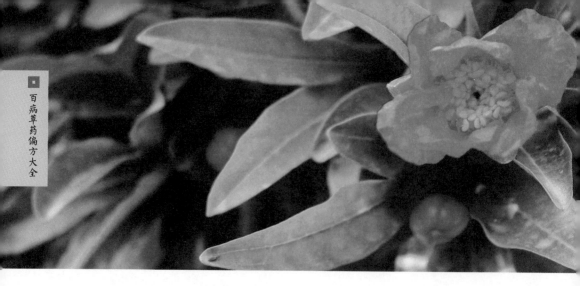

脱皮、头屑、头皮痒外治方：

① 甜瓜叶捣烂，绞汁，外涂脱发处。

② 每日以桑树根皮30克，加水2千克，烧开后天天洗头（勿用清水洗头），以便药性吸收，连续2周。同时，每日用老姜片擦头皮3～5次，刺激长发、止痒，连续2周见效。

③ 鲜侧柏叶枝30克，水煎成浓汤。先用生姜汁涂脱发处，再用柏枝浓液反复擦，每日1剂，坚持2个月，可见新发长出，半年后恢复正常。

④ 芝麻500克，炒熟研细，加蜂蜜、白糖，调成糊状，每日3次，每次1匙，连服1～2个月，头发恢复正常。

⑤ 朝天椒6克，白兰地酒50毫升。将辣椒切成细丝，放入白兰地酒中浸泡10日，滤去椒渣。取椒酒涂抹患处，每日数次，15～30日见效或痊愈。

⑥ 将黑大豆500克浸泡1000毫升陈醋中，28小时后煮烂，去豆渣，以文火浓缩熬至膏状，用清水洗净头发，待稍干后将膏涂匀头发，用手搓揉，10分钟后用净水冲净头发。

（编者按：常用可使白发、黄发变黑。）

癣通用方

① 取生黄精适量，捣裂后浸泡于95%酒精内3日，涂患处。

② 酢浆草50克，捣烂涂患处。

③ 生紫色独头蒜5个，捣裂开后，入白醋浸泡3日，涂患处，每日3次，1~2周。

④ 治体癣方：高良姜50克，研细末，加入75%酒精250毫升，浸泡7日后，涂抹患处，每日2~3次；百部、土大黄各20克，米醋50克，水煎去汤，擦

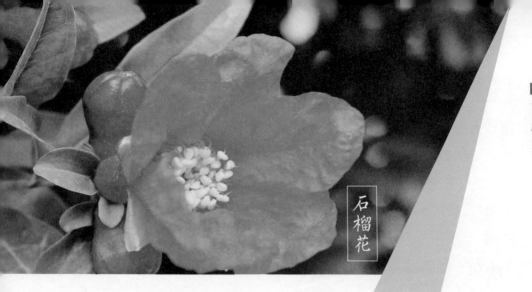

石榴花

洗患处，每日2次；生半夏20克，捣烂后加入米醋浸泡1日，榨汁擦洗患处，每日2次。

⑤ 治手癣：蓖麻树叶适量，捣烂涂患处，每日3次；丹皮、紫草各20克，共研细末，加醋调敷患处，每日2~3次。

⑥ 治甲癣（灰指甲）：凤仙花全草50克，捣烂后加入米醋100毫升泡1日，然后将小刀刮薄患指浸入药液1小时，每日1次。

⑦ 治头癣：苦楝果炒黄研末，与等量猪油调成膏外抹；甘蔗皮烧炭研末，以米泔水调匀涂患处；大蒜去皮捣烂与凡士林调成膏状敷患处。

⑧ 湿热所致：枇杷叶30克水煎服；淡菜煮汁饮服；黑豆煮汁服；桃仁研末用酒调服；赤小豆同鲤鱼煮食。

⑨ 风寒湿气所致：以猪肚烧研成末，

用酒调服；牛奶调少许硫黄末服，至出汗为止；青鱼、鲤鱼或乌骨雄鸡煎汁饮服；高良姜，水煎服。

⑩ 冰片4克，枯矾、石榴花各16克，共研细末，撒于患处，每日1次，1周痊愈。

⑪ 葛根12克，明矾10克，煎水外洗患处，每晚1次。如脚湿气盛者，上药加白芷10克共煎洗，3~5次可愈。

注：第8方至第11方为治疗脚气方。

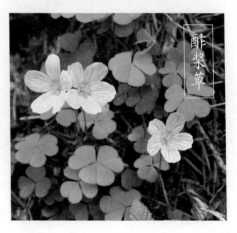

酢浆草

湿疹

湿疹内服方：

① 生苍术12克，炒黄柏10克，水煎2次，合并煎液，分2次服完，每日1剂。

（编者按：对阴囊湿疹有效。）

② 紫草、菊花各30克，金银花、牛蒡子各20克，水煎2次，合并煎液，分2次服，每日1剂。

（编者按：对湿疹发病急，皮损渗液少，结血痂者有效。）

湿疹外治方：

① 绿豆160克，炒焦研粉，调陈醋涂患处，每日2～3次，连涂1周。

② 野菊花20克，苦参15克，明矾4克（后下）。先将前2味药水煎成一大碗，去渣，再加入明矾烊化，趁热洗浴阴囊（可反复用多次），每次洗15分钟，每日洗2次。

（编者按：对阴囊湿疹瘙痒有效。）

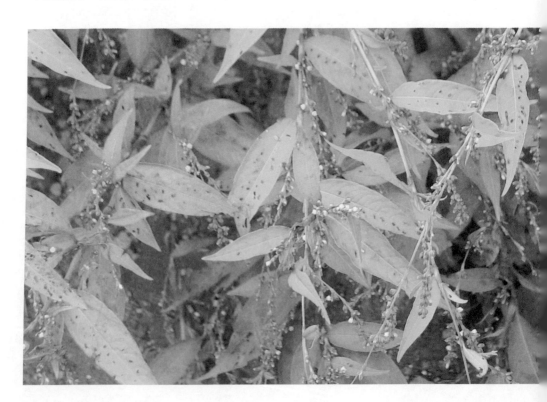

③ 芦荟60克，炙甘草30克，共研粉，调匀，先用温水洗患部，再取药粉撒上，每日2次。

（编者按：对各种湿疹有奇效，流水者亦有效。）

④ 红薯适量，洗净，捣成浆，榨其汁，常擦患处，每日数次。

（编者按：对湿疹有渗透液者有效。）

⑤ 大黄、黄柏、苦参、菊花各16克，水煎半小时，将汤洗患处，每日2次。

（编者按：对疮面时时渗出黄水者有效。）

⑥ 松香、白矾各30克，共研细末，香油调敷患处。

（编者按：对湿疹皮损脱屑者有效。）

⑦ 密陀僧、黄柏、甘草各16克，煅明矾30克，冰片3克，研细，和匀，取少量外敷患处。

（编者按：对成人湿疹、皮肤糜烂、流黄水、发痒很有效。）

⑧ 辣蓼，煎汤洗，或取叶晒干，研极细末，用麻油调涂。

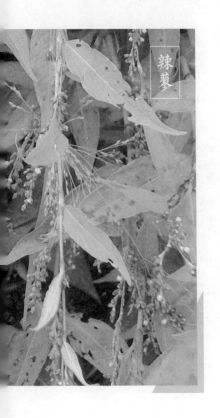

辣蓼

⑨ 鲜槐树叶80克，洗净，捣烂敷患处。

⑩ 治阴囊湿疹：紫苏叶，焙研细末，外敷（先用120克紫苏叶煎汤外洗）；茄子梗连叶，适量，煎汤外洗；鲜马鞭草适量，洗净，捣烂外敷；一见喜30克，焙研细末，甘油调涂。

⑪ 治脚趾湿疹：鲜天胡荽适量，洗净，加食盐少许，捣烂敷患处；桃树叶适量，捣烂夹于患趾间，以纱布包扎，或煎浓汁涂患趾。

⑫ 治婴儿湿疹：小青草16克，洗净，煎汁调蜜外涂；黄连研极细末，加葱麻油3份，调匀涂患处；蛇麻子100克，煎浓成膏状，加凡士林适量调涂患处。

⑬ 生菜油外涂患处，每日3次。

（编者按：治皮肤湿疹。）

痈肿

① 取八角金盘根茎，捣烂成糊状，涂于患处，每日1换。

（编者按：对腰腿痈肿很有效。）

② 取花菜根适量，与红糖共捣烂，涂敷患处，痛减脓少至长新肉。

③ 豌豆研末，调涂患处，一日3次。

疖肿

① 取芙蓉花或根，捣烂敷患处。

② 取鲜桃叶适量，捣烂敷患处。

③ 取鲜丝瓜籽6～8粒，捣烂后调蜂蜜敷患处。

瘢痕

① 禹余粮、半夏各10克，研末，以鸡蛋黄调和，涂于瘢痕处，连续2周以上。

② 丹参、羊脂各30克，以鸡屎白调和，涂瘢痕上。

风疹

风疹内服：

① 连翘、荆芥、赤小豆各10克，麻黄2克，水煎口服，每日2次。

（编者按：适用于风疹团色红，发热口渴者。）

② 黄芩25克，当归20克，党参、白术、制首乌各15克，甘草5克，水煎2次分服，每日1剂。

（编者按：适用于风疹反复发作，日久不愈，神疲乏力，遇劳则发者。）

③ 小胡麻、忍冬藤各50克，川芎10克，水煎去汤，代茶频饮。

（编者按：适用于各类型风疹患者。）

④ 韭菜、甘草各16克，水煎服。

⑤ 地龙、甘草各10克，水煎服。

⑥ 十大功劳叶60克，蝉蜕、防风各10克，水煎服。

风疹外治方：

① 鲜韭菜150克，绞汁涂患处，每日3次，连续涂3日，效佳。

（编者按：治痱子，此方亦有效。）

② 大蒜苗60克，水煎取汤，外洗患处，每日1～2次。

（编者按：适用于风疹淡红，瘙痒较轻，心烦口渴而不欲饮水者。）

③ 浮萍草适量，煎汤外洗。

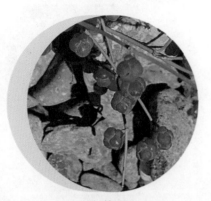

麻黄

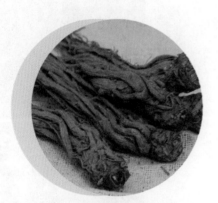

党参

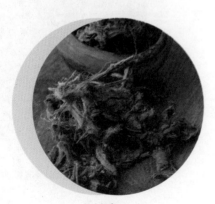

沙参

手、脚汗

① 明矾20克，加1000毫升热水溶化后浸泡手脚，每次10分钟，每日1次，1周可愈。

② 明矾30克，干姜片6片，水煎30分钟后，去渣，汤倒入盆内，再加适量热水，以手足没入汤下为度，每晚泡20～30分钟，药汤凉后再加热或补加热水，保持汤液温热，坚持1周，多可治愈不复发。

膝疮（膝过敏）

取杉木针叶或老杉木片若干，切细，水煮半小时，勤洗患部，见效显著。

荨麻疹

① 鲜马齿苋适量，晒干后取50克，水煎服。

② 杠板归30克，小蓟20克，水煎服。

须发早白

① 五倍子炒研成末，加赤铜粉和水染之。

② 食无污染之野生鳖肉，可助长黑发、黑须。

③ 黑大豆、白扁豆、大麦、胡麻各适量，九蒸九晒后煮食。

④ 干柿子、枸杞子各适量共研末，制成丸，常服用。

⑤ 发落者，可用淘米水煮20分钟，洗头发；以榧子同胡桃、侧柏叶各适量，泡水3小时后沐发；以甜瓜叶捣烂取汁涂发。

⑥ 兔子肉切块1~1.5千克（2~3斤），何首乌50克，黑豆12克，文火炖熟，食肉喝汤。

早年枯发、掉发、白头发

① 黑芝麻、何首乌各等分，共研末，与蜂蜜调为丸，每服8克，每日服2~3次，饭后温开水送服。

② 上好乌枣10个，炖猪板油30克，冰糖20克，炖半小时食用。

（编者按：编者用此方曾治愈多人，有效。）

白癜风

白癜风内服方：

① 白芷、独活、补骨脂、新鲜马齿苋等4药，任选1种，30~60克，煎汤内服。

② 丹皮、郁金、红花、白蒺藜、紫草各10克，黑豆、何首乌、石决明、地榆各15克，水煎服，每日1剂，分早中晚3次服完。

白癜风外治方：

① 补骨脂30克，放入60%酒精100毫升，10日后过滤，轻压榨，约取滤液80毫升，备用，涂患处，每日2次。

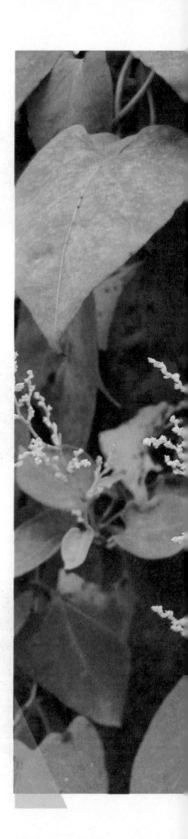

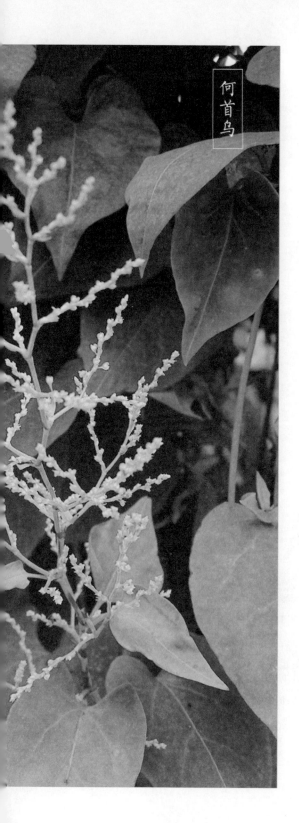

何首乌

② 蛇床子9克，硫黄、雄黄、苦参、密陀僧、白芷、轻粉各6克，共研细末，与好醋渗匀，涂患处，每日2次。

注：中医称"白驳风"，好发于面、颈部、手背、躯干和外生殖器，常对称分布，无自觉症状，局部皮损成白垩色，拍击后可见红色，边缘清楚，病因不明。

汗斑

① 大苏打（晶体粉）按1：3比例，充分溶于温水中，用棉花球浸湿，涂擦患处，每日3次，连续10日左右，汗斑可消失。

② 大浮萍或水莲，洗净捣碎后，水煎取渣，趁热擦洗患处，每日2次，数日后汗斑可消退。

③ 鲜山姜（大良姜）20克，洗净，于钵内捣烂，放入醋中浸泡12日，封存，将患处用肥皂水洗净，以棉球蘸药水涂患处，每日1次，同时更换贴身内衣裤、被子，以防再次污染。

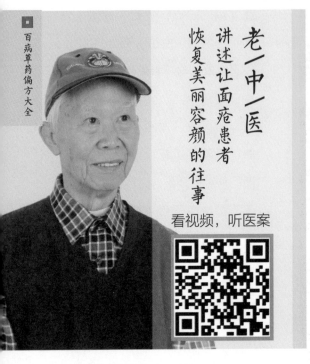

老一中一医

讲述让面疮患者

恢复美丽容颜的往事

看视频，听医案

面疮

面疮内服方：

菟丝子20克，浸酒服，1日1剂。

（1次浸2日。）

面疮外治方：

① 鲫鱼头烧研成末，加酱汁涂之。

（编者按：治面部黄水疮。）

② 何首乌30克，水煎浓汁，涂洗面疮。

③ 紫背浮萍100克，防己30克，水煎浓汤，洗浴患处，每日1～2次。

（编者按：治面部黑褐斑。）

④ 以1具狗骨炭，研粉，加入白芷粉26克，生猪油适量，调匀成膏，每晚少许涂抹患处，次晨卸去，至雀斑褪尽。

⑤ 黑牵牛粉30克，面脂70克，调极匀成膏，每次少许涂患部，10分钟后洗去，每日涂数次。

（编者按：治面部粉刺。）

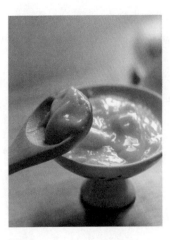

稻田皮炎

① 石榴皮120克，煎汁，浸泡。

② 下田前用韭菜叶擦手脚，或下水前先涂一层凡士林，均可预防稻田皮炎。

③ 明矾、陈茶叶各30克，煮沸半小时，过滤后涂擦患处。

④ 手脚背红肿者，可用晒干的芙蓉叶粉末，加麻油调敷患处。

⑤ 辣蓼适量，煎汤洗患处。

⑥ 马齿苋或野薄荷适量，洗净，捣烂擦患处。

痱子内服方：

① 葎草60克，石榴皮16克，煎汤炖服。

② 蒲公英30克（或紫花地丁30克），煎服。

③ 金银花18克，生甘草2克，煎服。

④ 忍冬藤30克，水煎服。

注：内服方中的①~④方，对脓痱子均有效。

痱子外治方：

① 臭梧桐根60克（或用马齿苋120克），煎汤洗浴，有止痒作用。

② 用鲜黄瓜切片，擦局部。

将500毫升陈醋熬至250毫升后，加去皮大蒜头10瓣，浸2日后，每日浸患指10~15分钟，后用清水浸手，连续1周。

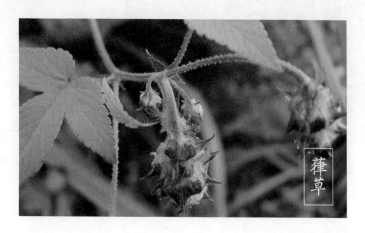

葎草

雀斑

杏仁粉16克，鸡蛋清适量，调匀，临睡前涂面部，次晨以温水洗净，连续2周。

黄褐斑、蝴蝶斑

取冬瓜汁、白醋各适量，调匀后涂抹于面部，10分钟后洗净，连续2周后见效。

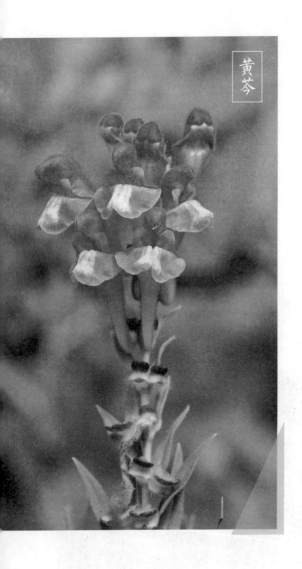

黄芩

粉刺

① 取黄瓜汁、白醋各等量，调匀，洗净后涂抹，每日3次，10分钟后，温水洗脸，连用2周，有效。

② 菟丝子适量，捣烂取汁，外涂患处，每日数次。

③ 白及、白芷、辛夷、大黄、黄芩各10克，共研为末，于每晚睡前净脸后，取药少许放于掌心，加少量泉水调成糊状，涂擦患处。

手脚皲裂、皮肤粗糙

① 取生猪油100克，白糖6克，捣烂如泥保存，每日擦皮肤2次，1周可愈。

② 白及研粉，麻油调匀，涂患处。

③ 蜂蜡一小块，加麻油少许，炖烂后趁热滴于开裂处。

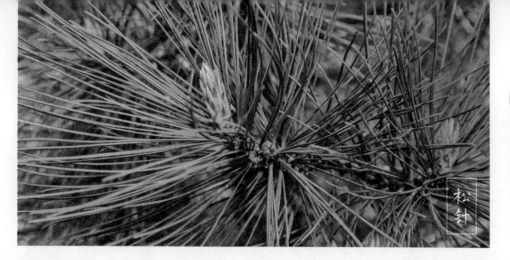

松针

冻疮

① 取朝天椒20克，加入高度白酒或75％酒精内，浸泡4日后，涂冻疮初起有皮肤红肿处，每日4～5次，连续1～2周可愈。宜穿宽松鞋、袜，无潮。

（编者按：适用于初起红肿痒痛者。）

② 取多年陈旧棉花适量，烧灰后加入麻油，调匀后涂患处。

（编者按：此法对已破溃冻疮有效。）

③ 鲜生姜100～200克，洗净，捣烂取汁，小火熬成姜膏，涂患处，每日2～3次，亦可切厚姜片，火上烘热，直接擦患处。

④ 白色茄子根30克，生姜10克；或用鲜松针100～200克；或用萝卜皮250克，硫黄5克（以上任取1种）。水煎去渣，趁热泡洗患部，每日2～3次。汤可反复使用。

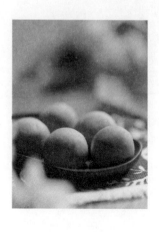

油漆过敏

① 干荷叶50克，水煎取液外洗患部，每日2次。

（编者按：对漆性皮炎，局部水肿瘙痒皮肤无损者有效。）

② 芒硝30克，冲入适量开水中溶化后，外涂患处，每日3次。

③ 明矾20～30克，冲入适量开水中溶化后，外涂患处，每日3次。

姜蒜、韭菜、薤、糯米和烧
酒常服。

附子、山姜各6克，水煎服。

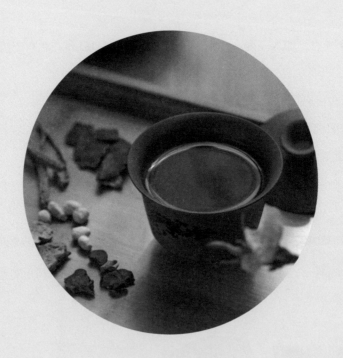

银屑病（白）

① 榆树叶适量，捣烂取汁，涂患处，每日数次。

（编者按：适用于皮肤上出现多层银白色干燥鳞，搔之如松皮脱落者。）

② 硫黄6克，碾成粉末，加入凡士林调匀，外敷患处，每日2次。

（编者按：适用于银屑病进展期。）

③ 侧柏叶200克，水煎，外洗患处，每日1次。

（编者按：适用于皮屑不退，色暗红，伴有关节肿痛或出现脓疮者。）

手足皲裂

① 烂香蕉1条，每晚洗净后，挤出少许香蕉肉，涂于患部。

② 生猪大油1块（腊月挂于悬梁下，越久越好），切开涂患处。

③ 生虾肉适量，捣成浆状，外敷患处。

④ 生白果数枚，去壳，漱口后取1~2枚于口中细嚼极烂，涂擦于患部，并填入裂口中，用油纸包扎。

⑤ 白及粉20克，明矾粉10克，马勃粉7克，3粉混匀，加入凡士林，调成软膏，外涂患处，每日2次。

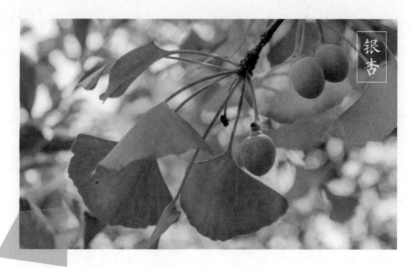

银杏

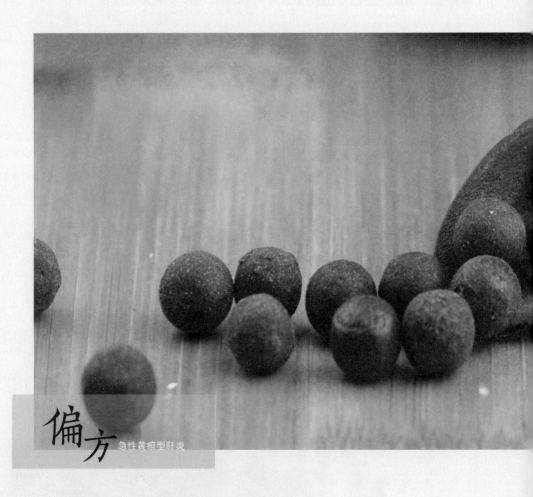

偏方　急性黄疸型肝炎

1. 积雪草（鲜）200 克，每日 1 剂，水煎服。

2. 白英、凤尾草各 60 克，水煎服，每日 1 剂。

3. 生栀子、土茵陈、板蓝根各 15 克，水煎服，每日 1 剂。

4. 山矾根 50 克，小蓟 20 克，水煎服或煮白兔肉食。

5. 鱼腥草、车前草、白茅根各 60 克，水煎服，每日 1 剂。

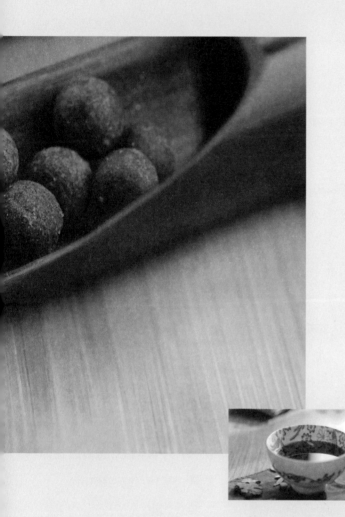

治

传染科病症方

治传染科病症方

次，冲黄酒分服，7日为1疗程，可根据病情多服几个疗程。

⑤ 白及、百合、山药各等量，共研成粉，每次服6克，每日3次。

（编者按：适用于肺结核兼有咯血者。）

肺结核

① 取新鲜空心菜250克，捣烂取汁，分2次服，连服2周，平时每日食空心菜煮豆腐，或豆腐渣，连续3个月。

② 取鲜夏枯草100克，炖瘦猪肉或炖冰糖服1～3个月，多能愈。

③ 百部16克，百合30克，水煎服，如兼有盗汗者，加入浮小麦20克同煎服。

④ 熟地黄、当归各30克，水煎2

肺炎

① 积雪草、蒲公英、地骨皮各30克，水煎服。

② 鲜百合头块520克，白糖适量，炖服1周。

流行性感冒

预防：下方均水煎代茶饮，连续3～5日。

① 大青叶18克或板蓝根18克。

② 蒲公英18克或连翘15克。

③ 贯众15克。

④ 野菊花、桑叶、枇杷叶（布包）各10克。

治疗：

① 大青叶、板蓝根各15克，水煎服。

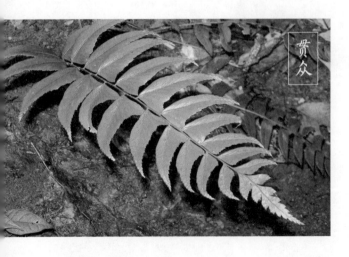

贯众

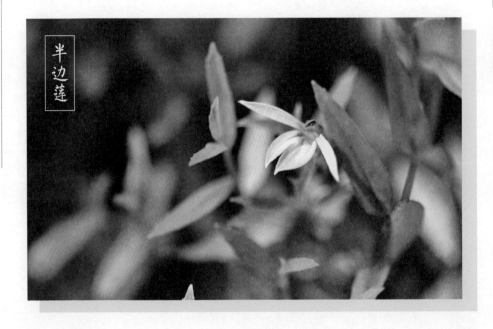

半边莲

② 葛根18克，水蜈蚣、绿豆（碾碎）各30克，水煎服。

③ 马鞭草30克，半边莲16克，水煎服。

④ 如症状较重者，可用鸭跖草60克，金银花、板蓝根、连翘各15克，水煎服，每日1剂，连服1周，至热退为止；或黄豆10克，香菜30克（干品6克），水煎服。

流行性脑脊髓膜炎

预防：

① 大蒜头，每餐生吃2~8瓣，连服3~5日。

② 黄菊花、桑叶各16克，煎液代茶饮。

③ 金银花或忍冬藤30克，甘草3克，水煎代茶饮。

④ 大青叶（或板蓝根）16克，水煎加糖，代茶饮。

⑤ 鲜松毛18克，甘草3克，煎服。

治疗：

① 板蓝根60克，煎液2次，混和，分3次服，每4小时1次，每日1剂，连服5~7日，儿童可酌情加白糖。

② 紫花地丁60克，水煎，每4小时1次，连服5~7日。

③ 桉叶600克，加水2000毫升，煎至1000毫升，成人每服50毫升，每日2次，连服3日，停1日可再服。

麻疹

预防：

① 鲜白菜根、绿豆各30克，煎汁代茶饮。

② 丝瓜络30克，连续煎服3日。

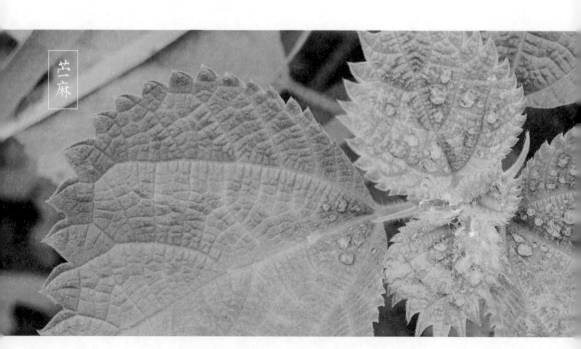

苎麻

③ 紫草10克，煎汁，加糖适量，分2次服，隔日1剂，共服3剂。

治疗：

① 初热期要辛凉透疹，采用浮萍、蝉蜕、薄荷（后下）各3克，连翘9克，牛蒡子5克（碾碎），水煎服。

（编者按：适用于发热较高、咳频、咽痛者。）

亦可用葛根、前胡各6克，贝母4克，荆芥、甘草各3克，水煎服。

（编者按：适用于发热，疹现，咳较剧者。）

② 出疹期应清热解毒，采用金银花、连翘、鲜竹沥各10克，牛蒡子6克（碾碎），鲜芦根30克，水煎服；或苎麻根30克，水煎服。如发热高、疹紫红，可用麻黄、杏仁各9克，生石膏（碾碎）16克，黄芩6克，水煎服。

③ 收没期应清热生津，解余毒，常用金银花30克，焙研细末，每日10克，分2次服；或拌白糖少许吞服；或绿豆60克，煮服，连续3日；或挖鲜白茅根60～90克，水煎服；或以甘蔗汁120克，煮沸分2日代茶饮。如有并发症，高热不退，则应选用抗生素。

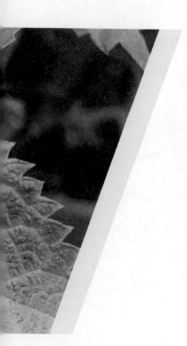

白喉

① 陈萝卜适量，水煎代茶，频饮。

② 芦根15克，元参10克，甘草4克，水煎服，每日1剂，连服3日。

③ 卤地菊（鲜品）20～30克，水煎，每日1剂，连服4日。

④ 鲜土牛膝根250克，净后，捣烂取汁，每餐服用10～20毫升。同时以元参30克，金银花20克，玄参10克，水煎服。

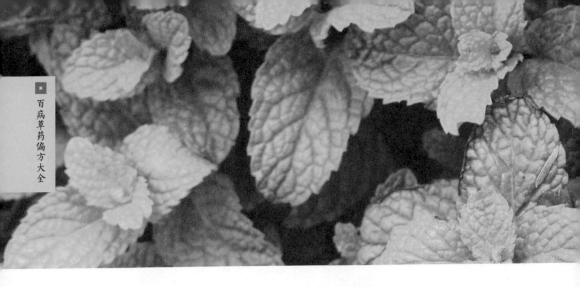

⑤ 大青叶、板蓝根各30克，水煎服，可酌加白糖少许。

（编者按：如有呼吸困难，鼻翼翕动，口唇青紫，疑白喉假膜脱落所阻塞，应急送医院抢救。）

小儿麻痹症

发病初期治疗方：

① 苍耳子20克，艾叶、苏叶、金银花各10克，水煎服，每日数次。

② 金银花12克，藿香、薄荷、板蓝根各6克，水煎服，每日2次。

③ 山楂12克，葛根、槟榔、金银花各6克，水煎服，每日数次。

发病后期治疗方：

牛蒡子10克，芦根、板蓝根、竹根各12克，水煎服，每日数次。

血吸虫病

① 生南瓜子，去壳研粉，成人每日3次，每次10克，连服1周，儿童酌减。

② 鸦胆子10粒，以桂圆肉裹服（可装入胶囊），每日3次，儿童10岁以下减半，连服40日。

③ 血吸虫病有腹水者，可用半边莲50克，水煎服，15日为1疗程。

④ 对发育不良之病人，可服胎盘粉，每日3次，每次3~4克。

疟疾

① 外治法：将大蒜捣成泥，加食盐少许，于疟疾发作前3小时，敷于1只手的内关穴上（内关穴位于手掌仰掌时所见距腕部横纹三横指两筋间），如敷后起疱，即将蒜泥揭掉，并用干净白布或

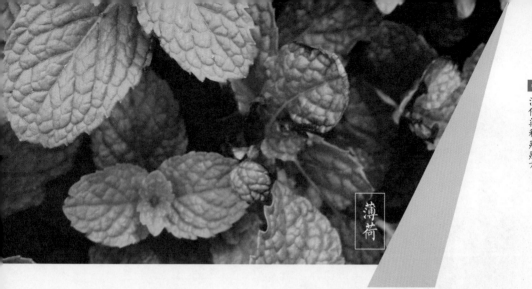

消毒纱布包扎，让疱自行消退。

② 内服法：马鞭草30～60克，水煎浓汁，于发作前3小时和发作时各服1次。

丝虫病

① 糯稻根250～500克，煎汁代茶饮，亦可加红枣10个同煮，连服7日。

② 威灵仙16克，红糖60克，白酒少许，加水煎服。

③ 鲜刘寄奴根120克或干根60克，加水以文火煎2小时，取汁，早晚分2次服，连服10～15日。

（编者按：对出现象皮腿有效。）

④ 玉米须30克，水煎服。

（编者按：对出现乳糜尿者有效。）

蛔虫病

① 鲜苦楝皮（去外层红皮）30～60克，水煎取浓汁，去渣加白糖，早晚空腹各服一半。

② 槟榔、使君子各15克，每日1剂，水煎后清晨空腹嚼服，连服3～5日。

③ 使君子肉，1周岁1粒，成人不超过16粒，清晨空腹嚼服，连服3～5日。

④ 蛔虫肠梗阻：口服生菜油或单纯花生油，15岁以下服3汤匙，16岁以上服4～5汤匙，每6小时1次，3～4次痊愈。

⑤ 葱白10根，捣烂取汁，调入麻油2汤匙内服。

⑥ 胆道蛔虫：用米醋60毫升，煎汁，分2次服。

⑦ 萹蓄60克，米醋60毫升，煎汁，分

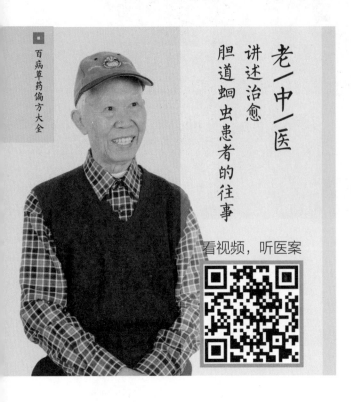

百病草药偏方大全

老一中一医

讲述治愈

胆道蛔虫患者的往事

看视频，听医案

2次服。

8 生姜适量，净后捣烂取汁，每次服半汤匙，温开水冲服，开始30~60分钟1次，服4次后于次日改为日服3次，连服2日。

9 绵茵陈30～60克，水煎服。

10 乌梅10克，水煎浓汁，1次服完。

11 如蛔虫病人有吐虫并手足发冷，可每次内服乌梅丸（中成药）10克，每日2次，儿童酌减。

12 使君子50克，放锅内微炒（勿熟透），去壳，成人每次20

克，儿童减半，于清晨空腹时嚼烂吞下，连服3日，服药日忌食油腻、甜食。

13 食醋50毫升（或韭菜汁30毫升），食油20毫升，混合调匀，一次性服下，有安蛔、止痛、驱虫作用。

14 生姜汁50毫升，生蜂蜜100毫升，混合均匀后炖服（儿童酌减），如1剂无效，可连服2～3剂。

（编者按：此方治胆道蛔虫症。）

15 生南瓜子20～25粒，于清晨空腹时1次性服下，次日即排出蛔虫，神效。

16 苦楝树二重皮30克，水煎服。

17 生姜捣汁约10毫升，花生油200毫升，黄连粉6克，一次性服下。

（编者按：对蛔虫梗阻者有良效。）

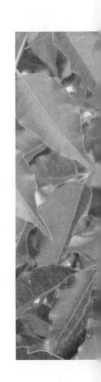

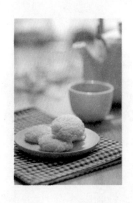

钩虫病

石榴树根皮20～30克，水煎半小时，白糖少许，于清晨空腹时服下，连服3～5日。

注：钩虫病患者面色黄肿，心悸气短，全身乏力，喜食异物，甚至咬指甲，吃瓦片、泥土，四肢冷。

（编者按：此方亦可驱除蛔虫、姜片虫、绦虫。）

蛲虫病

① 使君子（去壳）60克，生大黄10克，共研细末，每次3克，每日3次，连服1周（儿童酌减）。

② 牵牛子粉10克，面粉100克，混合，水调后烙成薄饼，于清晨空腹时1次食完（儿童减半），半个月后，再食1次。

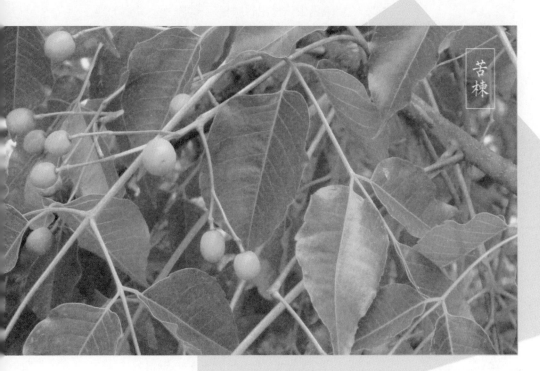

苦楝

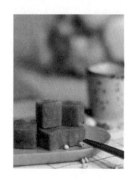

③ 大蒜头捣烂，加菜油少许，临睡前涂于肛门口周围，同时，凡蛲虫病患者都要做到每日换洗衣、裤、被褥，并用开水烫洗，以免重复感染。

④ 百部10克，水煎服；同时用百部60克煎汤，每晚洗肛门。

⑤ 使君子肉口服，1岁1粒，成人不超过16粒，于清晨空腹时嚼服，连续3~5日。

注：蛲虫病，病见肛门奇痒，夜间尤甚，致睡眠不安，治疗期间应每日换洗内裤，勤洗肛周，勤洗手，服药后如有腹泻、腹痛，属正常现象，勿虑。

绦虫病

① 南瓜子肉100克，槟榔30克，先将南瓜子肉生嚼吞下，待15分钟后，饮槟榔水煎液，多见4~6小时后粪便有寸白虫体排出，如未见虫体排出，次日可再吃1次，儿童酌减。

② 胡萝卜心适量，晒干，研粉，每次20克，每日服2次，温开水送服，连服3日。

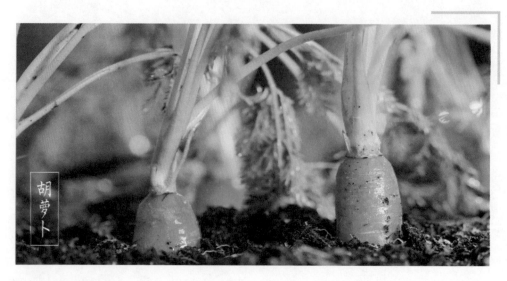

胡萝卜

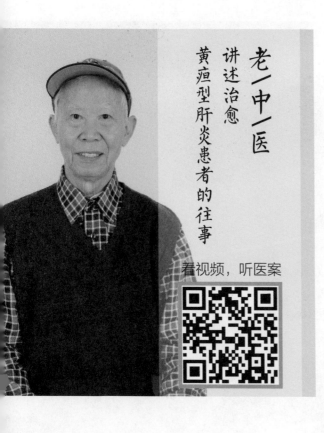

老一中一医

讲述治愈

黄疸型肝炎患者的往事

看视频，听医案

③ 南瓜子、石榴皮各30克，水煎服，每日服3次，连服2~3日。

急性黄疸型肝炎

① 积雪草（鲜）200克，每日1剂，水煎服。

② 白英、凤尾草各60克，水煎服，每日1剂。

③ 生栀子、土茵陈、板蓝根各15克，水煎服，每日1剂。

④ 山矾根50克，小蓟20克，水煎服或煮白兔肉食。

⑤ 鱼腥草、车前草、白茅根各60克，水煎服，每日1剂。

⑥ 田基黄100克，水煎服，每日1剂。

⑦ 山栀子、虎杖各50克，水煎服，每日1剂。

⑧ 卷柏60克，水煎2次，1日服完。

⑨ 鲜车前草60克，冷开水洗净后，捣烂取汁服，亦可加入鲜蒲公英60克共捣汁服。

（编者按：用于谷丙转氨酶值较高的病人。）

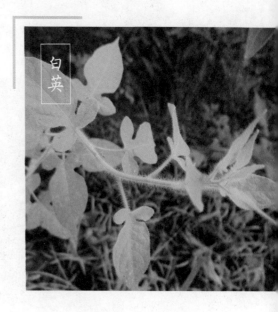

白英

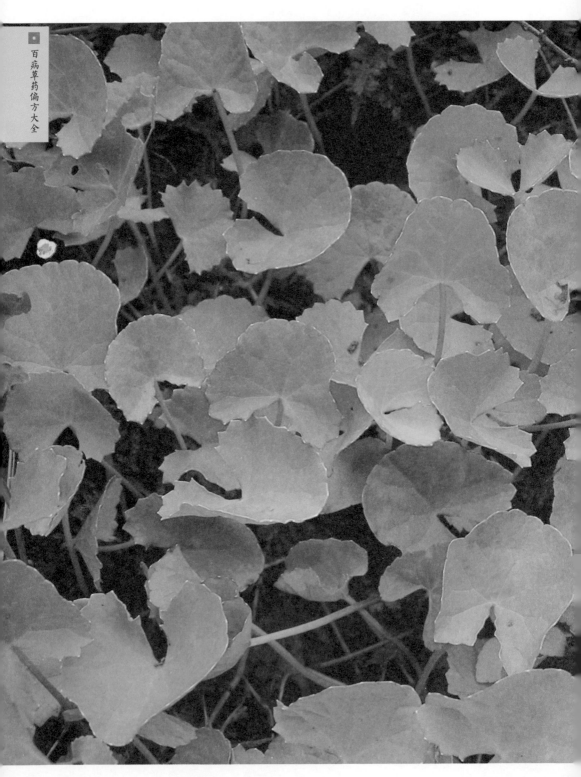

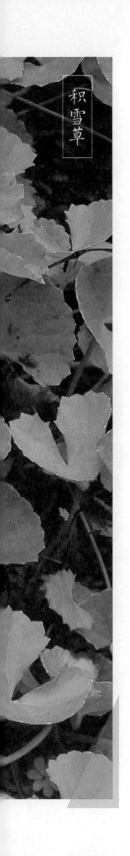

积雪草

急性无黄疸型肝炎

① 蒲公英、糯稻草各60克，水煎服。

② 板蓝根30克，水煎服。

迁延性肝炎、慢性肝炎活动期

① 一见喜100克，研粉，每日3次，每次2克，15日为1疗程。

② 卷柏60克，水煎代茶饮。

③ 糯稻草（剪存段）60~100克，水煎服。

流行性乙型脑炎

① 金银花、大青叶、板蓝根各20克，连翘15克，生石膏60克，知母10克，甘草5克，水煎服，每日2剂，早晚各1剂。

② 芦根30克，桑叶、菊花、连翘、杏仁各9克，薄荷、甘草各5克，桔梗4克，水煎服，每日2剂，早晚各1剂。

③ 牛筋草100克，洗净后加水600毫升，煎服100毫升浓液，分3次口服，7~10日为1疗程，一般1~2疗程可治愈。

④ 大青叶500克，加水3000毫升，文火煎取1000毫升，分4~5次口服，至体温降至正常3日后停药。

⑤ 路边荆、鸭跖草各适量，水煎后，冲入七叶一枝花细末5克兑服，每日1剂，分2次服完。

注：编者在20世60年代，曾以上述各方治疗"乙脑"病人20多例，收到满意效果。

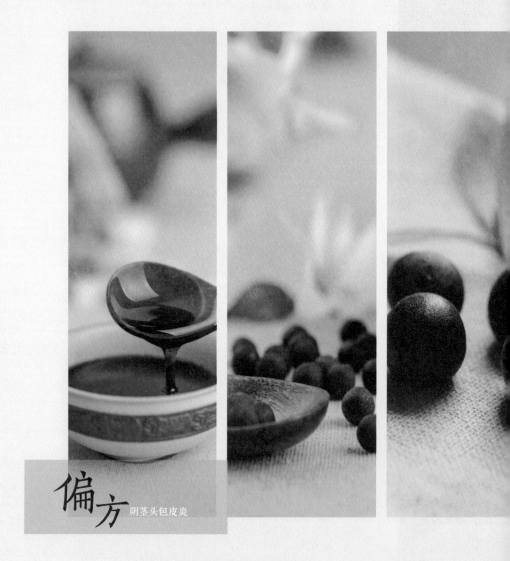

偏方 阴茎头包皮炎

1. 荆芥、防风、蝉蜕、龙胆草、牛膝各9克，晚蚕沙15克，水煎服，每日1剂，
早晚分服。

2. 金银花、蒲公英、野菊花各15克，黄柏、茯苓各12克，水煎服，每日1剂，
分2次服。第3煎的药液，可浸泡包皮龟头15分钟，每日3次。

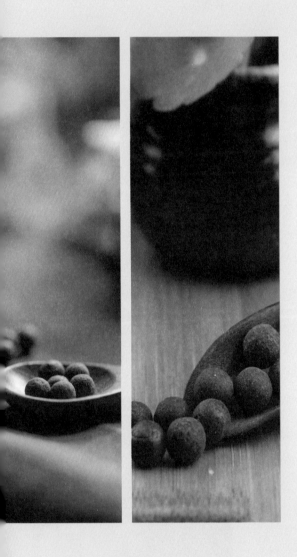

治

男性病症方

治男性病症方

色欲伤

① 人参、白术各等分，研粉，用水边炖边调化成黏稠状，服之。

（编者按：此为参术膏方，专补心脾而伤之色欲伤，症见性交时心窝部出汗多，伴有心悸者。编者应验数十例皆有效，服药期间忌房事，夫妻分居为宜。）

② 熟地黄、山茱萸、山药、牡丹皮、当归、茯苓、泽泻、白芍各适量，水煎服，每日1剂，早晚各服1次。

（编者按：适用于房事过度所致精气血不足者。）

③ 人参、银耳各适量，共研末，开水冲服，每日3次，每次3克。

（编者按：适用于阴阳两虚之色欲伤。）

④ 粳米100克，芝麻、蜂蜜各50克，先加清水1000毫升以上，小火煮粥后，调入蜂蜜食之。

（编者按：适用于阴虚型色欲伤者。）

性交早泄

① 韭菜地下蚯蚓12条（中等粗），剖开用清水冲洗干净后捣烂，加入韭菜汁再捣匀，以沸酒冲服，每日1次，连服数日。

② 五倍子20克，文火煎30分钟，再加适量水趁温热熏龟头，待水温降至40度左右时，浸洗龟头5~10分钟，每晚1次，坚持15~20日，禁房事，编者曾治多例，效果满意。

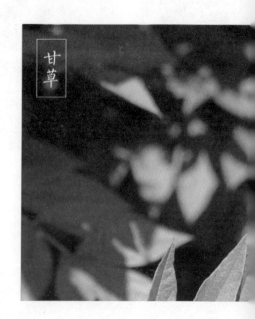

甘草

③ 芡实15克，茯苓10克，均捣碎，大米适量煮粥，连食1周。

④ 菟丝子60克，捣烂，粳米、白糖各适量，煮粥食。

阳缩

治阳缩内服方：

① 人参30克，熟附子90克，水煎2次，合并煎液，分2次服完，每日1剂。

（编者按：适用于阳具内缩萎软或伴小腹冷痛者。）

② 制附片（先煎），酒白芍、炒干姜各30～60克，炙吴茱萸、甘草各15克，桂枝、细辛、小茴香、当归各10克。轻者每日1剂，水煎2遍，早晚分服。晚上再将煎第3遍的药汤熏洗外阴。病重者每日服2剂，并熏洗2次。

治阳缩外治方：

硫黄、吴茱萸、大蒜各适量，先将前2药共研为细末，再加入大蒜泥调匀如膏状，涂于阴部，纱布包扎固定。

注：阳缩是突然间自感阴茎缩小或缩入腹中，伴有小腹拘急，疼痛剧烈，致影响正常性生活的一种病症。

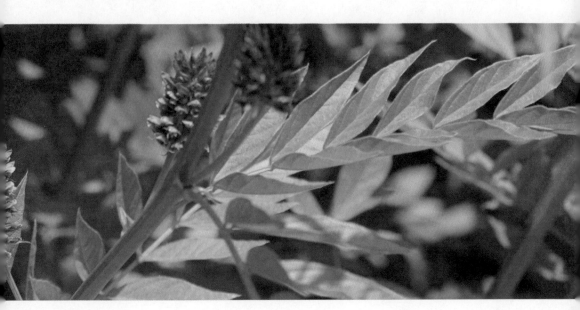

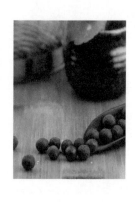

阳刚不倒

① 玄参、麦冬各90克，肉桂1克，加水1000毫升，煎成300毫升，分2次，1日服完，每日1剂，至愈。

（编者按：适用于阴茎勃起后不能恢复常态，胀酸疼者。）

② 黄柏、知母、大黄、枳壳、甘草各6克，水煎服，每日1剂，当日分2次服完。

男性不育症

① 羊睾丸一对，肉苁蓉36克，将睾丸去脂膜后切细，与肉苁蓉一起用黄酒浸泡1夜，取出刮去皱皮，切细，两者混合，加水500毫升煮汤，沸30分钟，加葱白、食盐调味，空腹时服用，隔2日1服，连服10剂。

（编者按：适用于男子腰酸、精冷，精少引致不育者。）

② 炒生地黄20克，炒黄柏10克，炒丹皮15克，车前子12克（布包），水煎2次，每次半小时，合并煎液，早晚分服。

（编者按：适用于精囊有炎症，镜检精液中含脓细胞、红细胞者。）

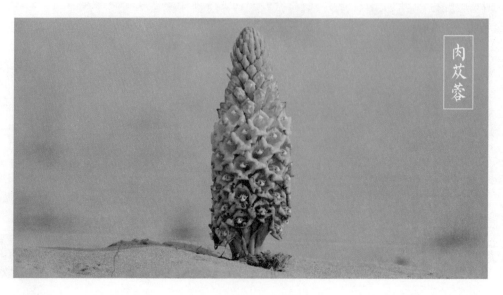

肉苁蓉

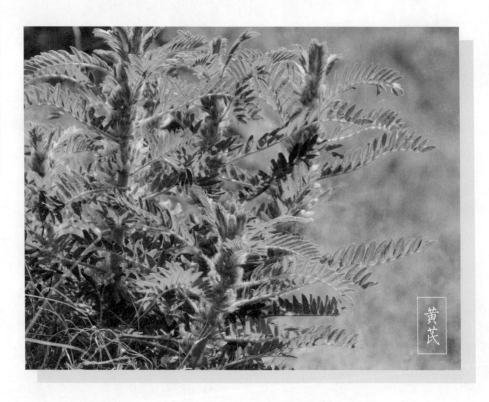

黄芪

性感异常

① 人参9克，黄芪、山药各16克，远志、茯神、龙眼肉、龙骨各12克，水煎服，每日1剂，每晚各服1次。

（编者按：适用于性交前担心、害怕、苦闷、勉强、心神不宁、眩晕耳鸣、舌质淡、脉细弱者。）

② 龙眼肉30克，远志15克，枸杞子10克，白糖适量，加水清炖后，当茶饮。

（编者按：适用于心肾气虚之性感异常者。）

注：性感异常指性交时感觉异于正常性交的病症，如阴茎插入有受阻不畅感，龟头奇痒感，交媾时心理恐惧或痛苦感。

小便夹精

① 金樱子750克，桑白皮、桑螵蛸、芡实粉、龙骨、莲花蕊各16克，共研为末，调膏成丸如桐子大，每日3次，每次20丸，饭前用盐开水送服。

（编者按：适用于肾阴不足，小便频数，遗精耳鸣者。）

② 菟丝子150克，白茯苓90克，石莲肉70克，共研为末，酒调成丸，如梧桐子大，每日1次，每次4丸，空腹时用盐开水送服。

（编者按：适用于梦泄遗精者。）

③ 赤小豆50克，鲤鱼（或鲫鱼）1尾，先煮鱼取汁，待赤小豆将煮熟时调入鱼汁（不加佐料），晨起充作早餐食之。

（编者按：适用于湿浊下注之白浊患者。）

注：精液随尿排出或排尿后又流出精液，尿色正常又不浑浊者，即为小便夹精者，中药称为"流白浊""白淫"。

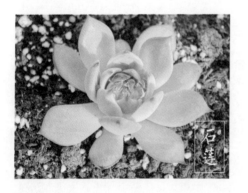

石莲

梦交

① 白茯苓8克，人参、石菖蒲各5克，赤小豆3克，水煎服，每日1剂，早晚各服1次，此方为安神交志汤。

（编者按：适用于心气不足、心神不宁之梦交频繁发作的患者。）

② 生地黄30克，炙百合、钩藤各12克，半夏6克，知母、竹茹各9克，水煎服，每日1剂，早晚各服1次。

（编者按：适用于肝肾阴虚、痰火扰心之男子梦交症。）

血精

① 山药30克，生龙骨、藕节、旱莲草、生牡蛎各15克，海螵蛸、茜草、阿胶各10克，白头翁、生白芍各12克，水煎服，每日1剂，早晚分服。此症精血鲜红，五心烦热，口干咽痛，脘闷纳呆，小便黄赤，尿时阴茎疼痛。

（编者按：此方适用于湿热伤阴之血精症。）

② 女贞子、旱莲草各30克，熟地黄20克，山药、山茱萸各15克，丹皮、云茯苓、泽泻各10克，水煎服，每日1剂，早晚分服。患者的症状有精血鲜红、腰膝酸软、五心烦热、耳聋耳鸣等。

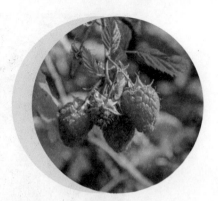

覆盆子

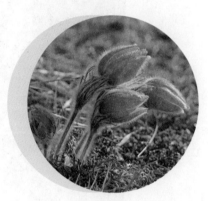

白头翁

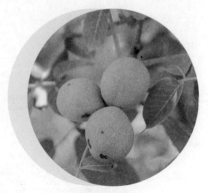

核桃

（编者按：此方适用于肾阴不足、血络热灼所致的血精症。）

③ 鲜藕洗净切片与鲜白茅根（切碎）各120克，水煮汁，代茶饮。

（编者按：此方适合血热型之血精症者。）

④ 芡实粉、核桃肉、红枣肉，常煮粥食之。

（编者按：对气虚所致血精有效。）

注：血精是指肉眼所见排出的精液呈鲜红色或在显微镜检见精液有大量红细胞者。

精子减少症

① 菟丝子、覆盆子、五味子、桑葚子、车前子、陈皮各9克，枸杞子、制首乌、党参、川续断各15克，熟地黄、当归、仙灵脾各12克，黄芪18克，水煎，每日1剂，分2次服。

（编者按：此为生精汤，适用于治疗精子减少症、活力低、死精多，对不育症，均有明显效果。）

② 蛇床子、五味子、白蒺藜各18克，仙灵脾12克，蜂房10克，水煎服，每日1剂，早晚各服1次。

（编者按：此为增精方，适用于治疗因肾阳不足之精子减少症。）

注：治疗期间应禁房事、戒烟酒，增加营养，保持精神愉快。

③ 雌鲫鱼250～500克，花生仁50克，黄酒适量，桂皮、盐各少许，文火煮30分钟，分1～2餐食完，每周1次，连食1～3月。

（编者按：此方适用于因体虚所致的精子减少症。）

④ 牛睾丸1枚，净后切片，先文火煮15分钟，加枸杞子、生地黄、黄酒、酱油各少许，再文火煮15分钟，1日内分多次食完，1周1次，连服3个月。

（编者按：用于精子减少症患者有效。）

阴茎头包皮炎

治阴茎头包皮炎内服方：

① 荆芥、防风、蝉蜕、龙胆草、牛膝各9克，晚蚕沙15克，水煎服，每日1剂，早晚分服。

（编者按：适用于肝胆湿热所致之龟头包皮炎，症见龟头包皮红肿灼痛、发热、身重乏力。）

② 金银花、蒲公英、野菊花各15克，黄柏、茯苓各12克，水煎服，每日1剂，分2次服。第3煎的药液，可浸泡包皮龟头15分钟，每日3次。

（编者按：适用于包皮阴茎头炎。）

治阴茎头包皮炎外治方：

黄柏、鲜地榆各30克，白及6克，水煎半小时，待冷却后用纱布浸湿药液，翻起包皮，持续湿敷，干后再换，如有出现药疹者，可在原药中加白鲜皮、地肤子各10克。

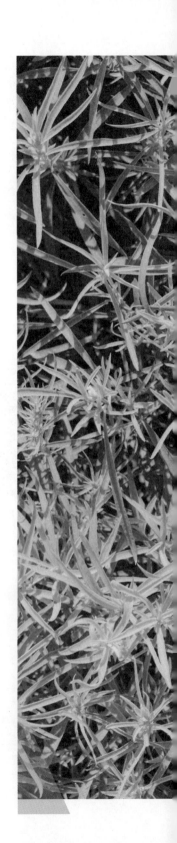

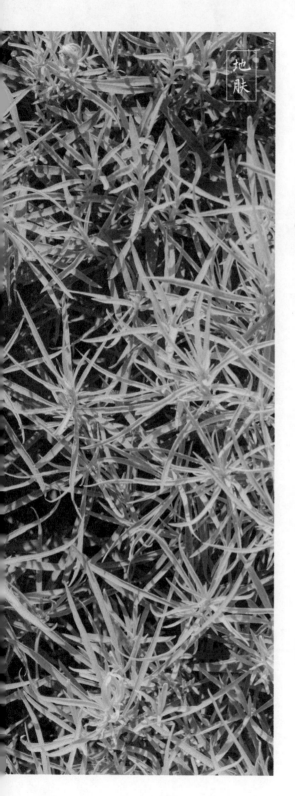

地肤

注：此病症多因包皮过长或包茎并发感染所致，也可由药物过敏引起，多有红肿、疼痛、渗液或糜烂溃疡，甚至流脓，常伴有发热，腹股沟淋巴结肿大等，属中医学的"下疳"症。

睾丸炎、附睾炎

睾丸炎、附睾炎内服方：

① 大黄30克，昆布、海藻各15克，芒硝3克。发热者加金银花、连翘各20克；病程达2个月以上者加丹参30克，赤芍12克；体虚者加当归、黄芪各10克，水煎服。

（编者按：适用于急、慢性睾丸炎。）

② 小茴香、苍耳子各10克，水煎服。

（编者按：治睾丸肿痛。）

睾丸炎、附睾炎外治方：

生大黄、大枣（去核）、鲜生姜（去皮）各60克，共捣烂如泥，布包贴于腰部肾区，每日1换。

注：此症因睾丸、附睾急性化脓性感染所致，症见单侧或双侧睾丸肿大、疼痛、阴皮红肿，属中医"子痈"范畴。

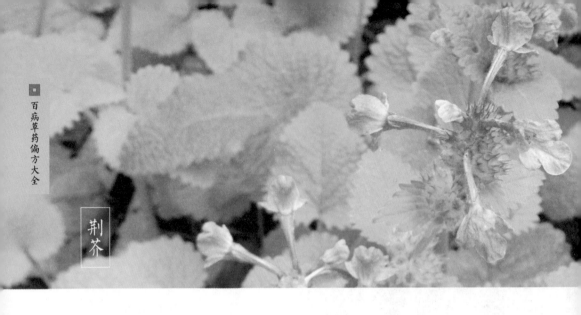

荆芥

阴茎短小症

① 杜仲（用姜汁炒）、萆薢、肉苁蓉、菟丝子、海狗肾各等分，共研细末，制成水丸，大小如梧桐子，每服10克，黄酒送下。

（编者按：适用于肾阳不足之阴茎短小者。）

② 黄牛鞭1条，枸杞子30克，生姜3片，煲汤吃，每周1次，连吃1个月。

（编者按：适用于肾精不足所引起之阴茎短小症。）

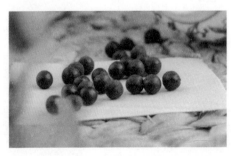

注：此病指成年男子阴茎短而细小，影响正常性交，同时也伴有男性特征退化的一种病症。

房事阴疼

① 芍药45克，生姜片1克，炙甘草、桂心各0.5克，水煎服，每日1剂，早晚各服1次。

（编者按：适用于肝阴不足之性交时阴茎作痛，连小腹痛、阴茎拘急者。）

② 黄芪25克，当归、茯苓各15克，川芎、独活、防风、荆芥、延胡索各10克，生地黄、黄柏各6克，水煎服，每日1剂，早晚分服。

（编者按：适用于体虚兼寒之性交阴茎疼痛者。）

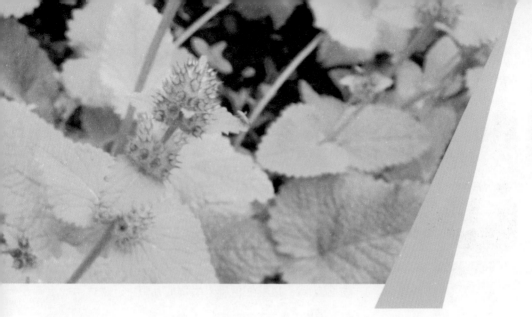

阳强

① 玄参、麦冬各90克，肉桂1克，共研细末，布包，水煎，每日1剂，分2次服。

② 先将30克天冬捣烂煮浓汁，用汁煮粥，于晨起空腹吃。

③ 生地黄、陈仓米各150克，熬粥食。

④ 鲜百合、粳米各50克，熬粥食。

遗精

① 海马4只，鸡蛋1个，冰糖30克，水炖服，每周2～3次，1个月为1疗程，忌房事。

（编者按：此偏方兼治阳痿、不育、腰腿痛、虚烦不眠、遗尿等症。）

② 党参、白术各10克，远志、茯苓、炙甘草各3克，红枣3枚，生姜3片，水煎2次，每次20分钟，2液合并，分3次服完。

（编者按：适用于劳倦后遗精。）

③ 桑螵蛸、龙骨各30克，共研细末，混匀后，于空腹时取6克用盐汤送服，每日2次。

（编者按：适用于流白浊、遗精。）

④ 生大黄末1克，填入鸡蛋孔内，放小碗中隔水蒸熟，空腹1次服下，连服5～7日以上。

⑤ 白龙骨6克，韭菜子4克，共研细末，于空腹时用黄酒送服。

（编者按：适用于梦遗频繁，口干舌燥，尿赤者。）

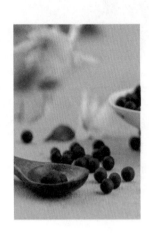

遗精梦泄

遗精梦泄内服方:

① 心虚者:以莲须,水煎服或莲子心加辰砂制成丸服;以人参、茯苓、石莲共研末,制成丸服用。

② 肾虚者:以猪肾加附子末煨烂食;以黄母鸡或乌骨鸡加白果、莲肉、胡椒同煮食;以五味子煎熬成膏,每日服1次;以山药250克(半斤)研末,每日用酒调服。

③ 湿热者:以牡蛎粉用米醋调成丸服;以铁锈用冷水调服,每日4克;以车前草捣汁饮服。

④ 猪腰子1个,韭菜子6克,煮食。

⑤ 韭菜子250克炒黄研粉,每次6克,每日3次,黄酒送服。

(编者按:治精液早泄。)

⑥ 猪龙骨500克,莲藕250克,煲汤当菜食,每周2次,3周见效。

⑦ 猪腰1对,核桃肉30克,炖熟吃。

⑧ 荷叶30克,研末,每服3克,于早晚用米汤送服。

遗精梦泄外治方:

川椒子9克,龙骨3克,牡蛎6克,共研细末置膏药上,贴于肚脐下一寸处。

(编者按:适用于多种原因所致的遗精。)

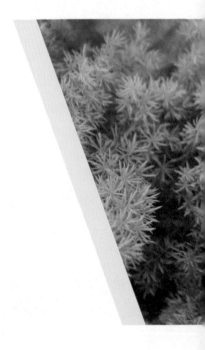

勃起功能障碍

① 虚弱所致：以雀卵4个加菟丝子8克，冰糖10克，炖服或雄鸡肝多个，制成丸；以虾米加蛤蚧、小茴香及盐煮食；以鲤鱼胆加公鸡肝制成丸服用；以人参煎熬成膏食。

② 湿热所致：以丝瓜汁调五倍子末敷于阴部，加柴胡、黄连，水煎服；以天冬、麦冬、知母煎汤服。

③ 将磁石1块，公鸡睾丸5个，浸于500毫升（1斤）白酒中，3日后，按本人酒量喝（磁石可反复使用多次），连喝15～30日见效。

④ 每日炒4个公鸡睾丸吃，连续15~30日。

⑤ 鲜河虾360克，先用白酒180毫升浸泡24小时，弃白酒后，再用黄酒360毫升煮熟，1次食光，每日1次，连服5剂，忌房事。

⑥ 麻雀2只，净肉后加盐少许，水煮熟后吃肉喝汤，连服7日。

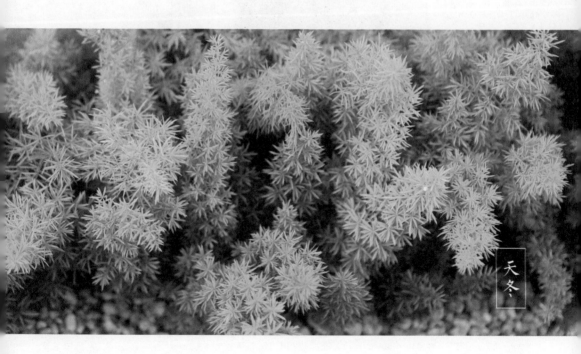

天冬

蚕豆叶适量，洗净，捣烂
敷患处。

新鲜豆腐渣适量，先放入
锅中炒至微热后，取出外
敷疮面。

方小编

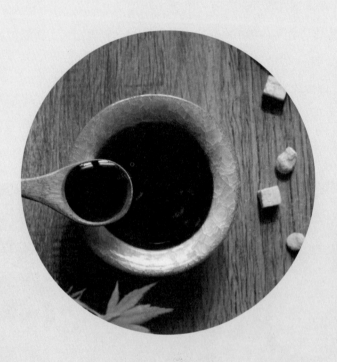

⑦ 牛鞭1具（鲜、干均可），浸泡洗净后切碎，加食盐少许炖烂，吃肉饮汤，隔日1剂，连服3剂。

（编者按：编者曾治20例，均愈。）

⑧ 治阳痿不举者，伴小便不尽，用当归、茯苓、甘草各5克，芹菜籽15克，蛤蚧20克，共研细末，每日早晚各1次，每次6克。

⑨ 硫黄、蛇麻子、仙茅各等分，共研细末，调匀，每日早晚1次，每次服10克。

⑩ 苦瓜子10克，炒熟研末，黄酒送服，每日2~3次，治阳痿有效。

⑪ 虚燥者：以枸杞子、杜仲各12克，水煎服；人参6克，甘草5克，水煎服。

⑫ 湿热者：以黄柏8克，水煎服；五加皮12克，水煎服。

⑬ 痰湿者：以陈皮15克，白术10克，水煎服；以苍术16克，水煎服。

赤白浊

① 羊骨研末，用酒调服。

② 五味子研末，用醋调成丸服。

③ 黄芪用盐炒后，加茯苓共研成粉后制成丸。

注：以上3方用于虚症所致流浊者。

④ 治湿热引起之白浊：以清明日采摘的茶叶，水煮后频饮；冬瓜仁研末，冲水饮服；神曲、萝卜、吴茱萸先小火焖后再煮，制成丸服；稻草煎浓汁，露置一夜后饮用。

血淋

① 取山茶花5朵，水煎服，连服3~5日。

（编者按：山茶花具凉血止血、消肿散瘀作用。）

② 丝瓜叶炒黑研末，每次10~15克，每日2~3次。

（编者按：治血崩。）

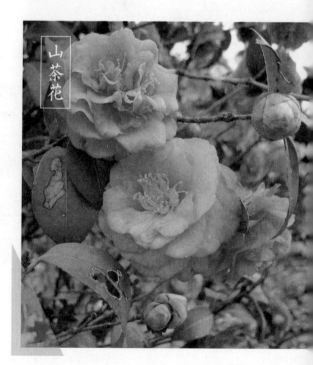

山茶花

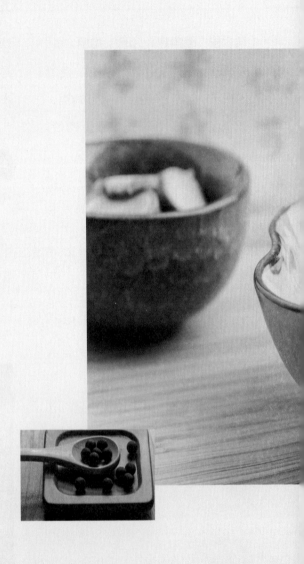

「治」肿瘤科病症方

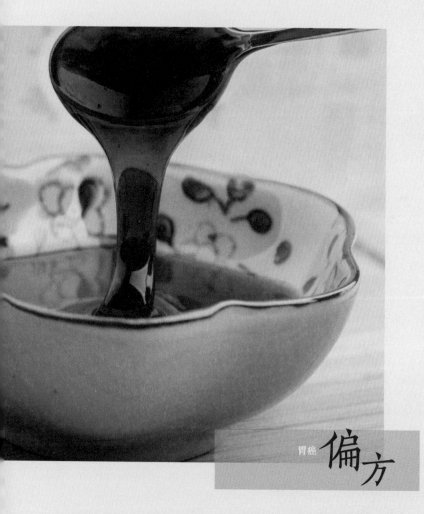

胃癌 **偏方**

1. 新鲜白鹅血 200 毫升，韭菜汁 100 毫升，混匀后，一次性喝完，隔日 1 次。

2. 向日葵杆（剥皮后白肉）100 克，水煎，每日 1 次，坚持服 1 年，以便巩固疗效，防止复发。

3. 洋葱含抗癌化学物质，常吃、多吃，可有效预防胃癌。

4. 半枝莲、白花蛇舌草、肿节风、败酱草各 30 克，水煎服，1 日分 3 次服。

治肿瘤科病症方

肺癌

① 虎杖、白花蛇舌草各60克，牵牛子30克，小茴香12克，水煎服，每日3次。

（编者按：适用于早期肺癌术后巩固治疗。）

② 金银花、荆芥各20克，败酱草30克，芦荟12克，水煎服，每日3次。

（编者按：适用于早期肺癌患者。）

③ 半枝莲、白英各30克，水煎服，每日1剂，分2次服。

（编者按：适用于早期肺癌患者。）

④ 白花蛇舌草150克，白茅根120克，水煎服，可加白糖适量。

（编者按：适用于早期肺癌患者。）

⑤ 以杉木皮、虎杖各60克，半枝莲、仙鹤草、忍冬藤、柳树枝、鸡血藤各30克，水煎半小时后，1日分数次服。

（编者按：适用于术后巩固疗效，有恢复体力作用。）

食管癌

① 紫硇砂（加等量醋和水，使其全部溶解，将溶解液熬枯即可）、紫金锭各100克，冰片1片，麝香0.1克，共研细末，混极匀后密封妥存，每次0.3克，温开水冲服，每日3次。

（编者按：适用于食管癌吞咽困难者。）

② 牛奶20克，生姜汁16克，鲜竹沥30克，鲜韭菜汁、童便各60克，混匀后，1日内分3次服完，连服10日以上，服用后吞咽困难症状明显改善或消除。

③ 以鸦胆子、生赭石各30克，桃仁、水蛭各20克，共研细末后调拌蜂蜜，用温开水冲服，每日3次。

胃癌

① 新鲜白鹅血200毫升，韭菜汁100毫升，混匀后，一次性喝完，隔日1次。

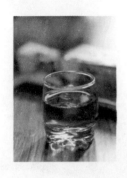

（编者按：适用于胃癌有反胃、噎膈者。）

② 向日葵杆（剥皮后白肉）100克，水煎，每日1次，坚持服1年，以便巩固疗效，防止复发。

③ 洋葱含抗癌化学物质，常吃、多吃，可有效预防胃癌。

④ 半枝莲、白花蛇舌草、肿节风、败酱草各30克，水煎服，1日分3次服。

（编者按：适用于治疗早期胃癌患者。）

乳腺癌

① 南瓜蒂4个，烧炭存性，研成细末，用黄酒100毫升，分早晚2次冲服，连续服用2周，有化硬结作用。

② 青橘皮26克，水煎取浓液，调入黄酒温服，有软化肿块作用。

（编者按：适用于乳腺癌初起之患者。）

③ 鲜橘叶、青橘皮、橘核（锤破）各30克，以酒、水各半合煮，1日内分2次服完，每日1剂，连续服至肿块消除为止。

④ 仙人掌、绵茵陈、夏枯草、紫花地丁、伸筋草各30克，水煎后1日分2次服。

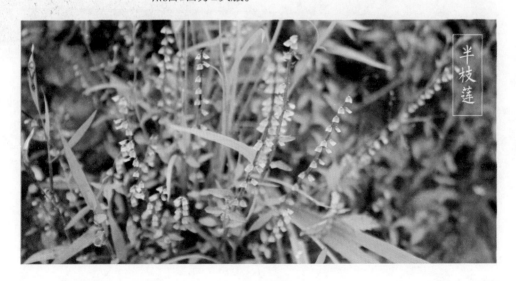

半枝莲

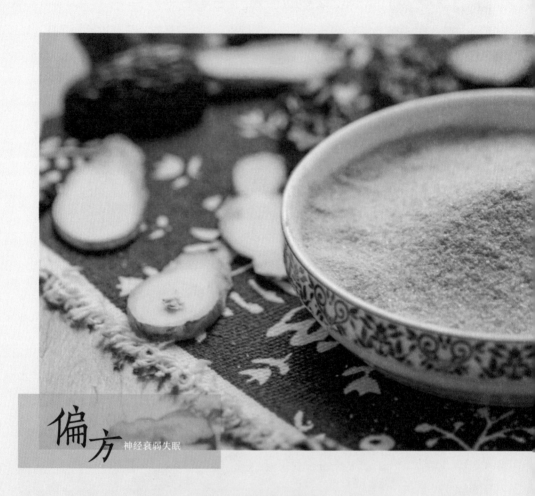

偏方 神经衰弱失眠

1. 鹅蛋 1 个，白糖 10 克，搅匀后蒸熟，于清晨空腹服完，连吃 1 周。

2. 每日临睡前饮蜂蜜水 1 杯，治神经衰弱失眠症有效。

3. 核桃仁 50 克，捣成粗块，与 100 克大米同煮粥，常食。

4. 瘦猪肉适量，党参 15 克，麦冬 12 克，水煎煮肉，吃肉喝汤。

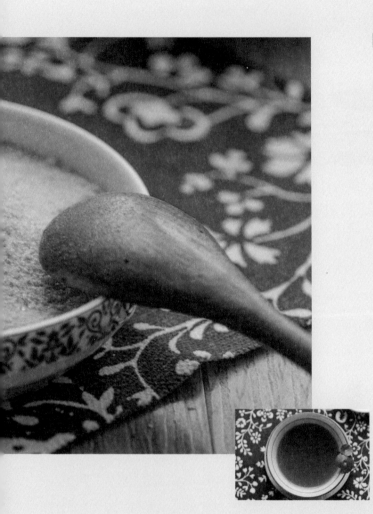

治

精神类疾病方

治精神类疾病方

抑郁型精神病

① 白矾6克，苦瓜蒂3克，研末冲服，隔5日再服。

② 木槿20克，淡竹叶15克，石菖蒲9克，生姜3片，水煎服，每日1次。

③ 岗梅20克，虎杖30克，大青根25克，水煎，每日1剂，分2~3次服。

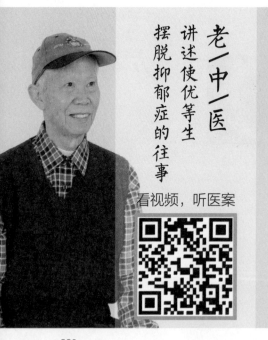

老一中一医

讲述使优等生

摆脱抑郁症的往事

看视频，听医案

止烟瘾

干南瓜藤60克，红糖10克，每日3次，水煎服，连服1周。

止酒瘾

① 将重约100克活鳝鱼1条，浸入500毫升（约1斤）白酒2日后，每次喝60毫升，1日3次，喝完即不思饮酒。

② 橙子剥皮后，连吃1~2个，可解酒毒，治酒醉头昏。

癫狂病

① 半夏、胆星各10克，远志、石菖蒲、甘草各15克，郁金20克，水煎口服，每日2次。

（编者按：此方用于精神抑郁，表情淡漠，神志痴呆，语无伦次，喜怒无常之表现者。）

② 生铁落30克，黄连、栀子、胆南星各15克，朱砂2克，先将首味药水煎40分钟后，再将后几味药煎30分钟，取药液分2次服。如便秘，须加大黄10克（后下）。

（编者按：此方用于起病急，面红耳赤，怒视，乱语，不识亲人，毁物伤人，整夜不眠的精神分裂症者。）

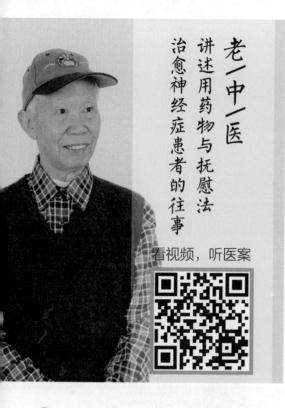

老一中一医

讲述用药物与抚慰法

治愈神经症患者的往事

看视频，听医案

神经衰弱失眠

① 猪脑1对，蒸熟后加入蜂蜜10~15毫升，1次吃完，连吃1周。

② 鹅蛋1个，白糖10克，搅匀后蒸熟，于清晨空腹服完，连吃1周。

③ 每日临睡前饮蜂蜜水1杯，治神经衰弱失眠症有效。

④ 核桃仁50克，捣成粗块，与100克大米同煮粥，常食。

⑤ 瘦猪肉适量，党参15克，麦冬12克，水煎煮肉，吃肉喝汤。

⑥ 大枣6枚（去核），小麦50克，甘草30克，夜交藤9克，水煎服。

⑦ 莲子（去心）、龙眼肉、百合各10克，炖汤，临睡前服。

⑧ 鸡蛋2个，红枣（去核）8枚，枸杞子15克，同煎，分2次服食。

梦游症

夜交藤、制首乌各45克，磁石、代赭石、生牡蛎、五加皮各30克，五味子16克，琥珀粉10克，水煎2次，合并药液，1日分2次服完。

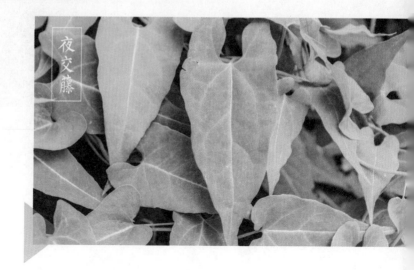

夜交藤

历代补益汤［选］

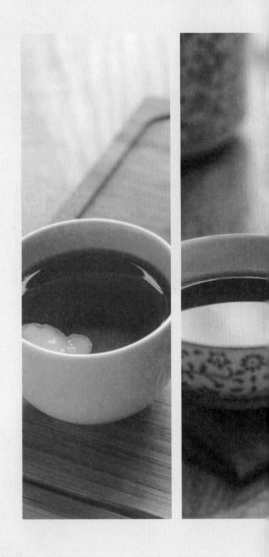

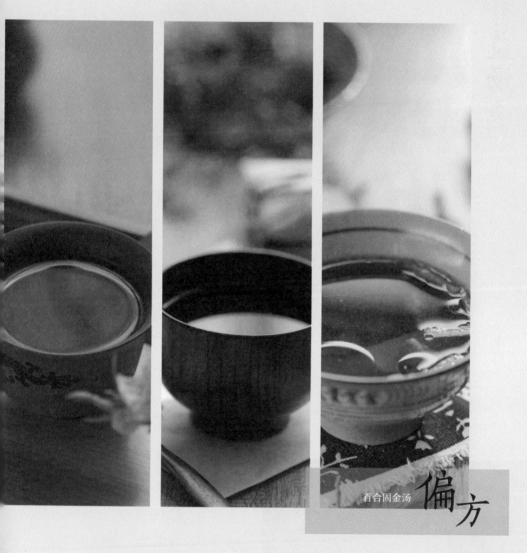

百合固金汤 偏方

生地黄6克，熟地黄9克，麦冬5克，百合、白芍、当归、川贝、甘草、元参、桔梗各2.5克，水煎2次，早晚各服1次。

功效：养阴清热，润肺止咳。

主治：肺肾阴虚，虚火上炎，咽喉干燥，手足心热，骨蒸盗汗，舌红苔少，脉细数。

历代补益汤选

补中益气汤

黄芪15克，人参、白术、当归各10克，陈皮6克，炙甘草5克，升麻、柴胡各3克，水煎2次，早晚各服1次。

功效：益气升阳，调补脾胃。

主治：脾胃气虚，中气下陷。

参附汤

人参15～30克，附子9克，人参另炖，附子水煎，取汁合服。

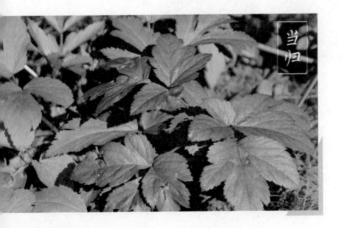

当归

功效：益气，回阳，固脱。

主治：元气大伤，阳气暴脱。

独参汤

人参15～30克，文火煎成浓汁，炖服。

功效：大补元气，固脱生津。

主治：元气欲脱。

八珍汤

党参、熟地黄各15克，白术、茯苓、白芍、当归各10克，川芎6克，甘草3克，生姜3片，大枣3枚，水煎2次，早晚各服1次。

功效：益气补气。

主治：气血两虚。

归脾汤

党参、黄芪、龙眼肉各12克，白术、茯苓、当归、酸枣仁各10克，木香、炙甘草各5克，生姜3片，大枣5枚，水煎2次，早晚各服1次。

功效：补气补血，健脾养心。

主治：心脾两虚，健忘失眠，多梦易惊，体乏食少。

松香、白矾各 30 克，共研
细末，香油调敷患处。

红薯适量，洗净，捣成浆，
榨其汁，常擦患处。

方 小
偏

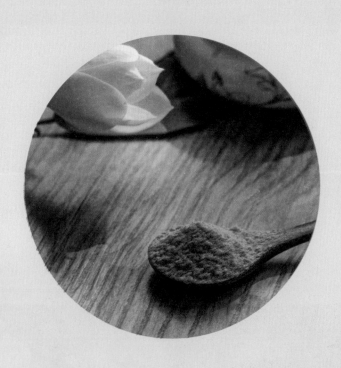

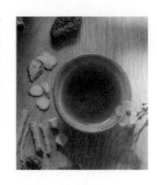

党参汤

党参25~50克，洗净，去芦头，连蒸9次，1次10～15分钟，连渣一并咽下。

功效：益气，养血，健脾。

主治：倦怠乏力，精神不振，自觉气促，活动喘促。

当归补血汤

黄芪30克，当归6克，水煎2次，早晚分服。

功效：补气生血。

主治：劳倦内伤，气弱血虚。

归芪调经汤

当归、炙黄芪、菟丝子各30克，仙灵脾15克，大枣10克，生姜3片，水煎2次，早晚各服1次。

功效：补气养血，兼补肾阴肾阳。

主治：气血两虚引起的闭经。

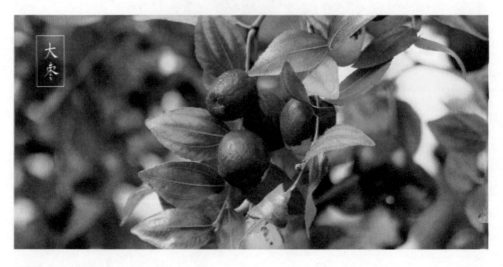

大枣

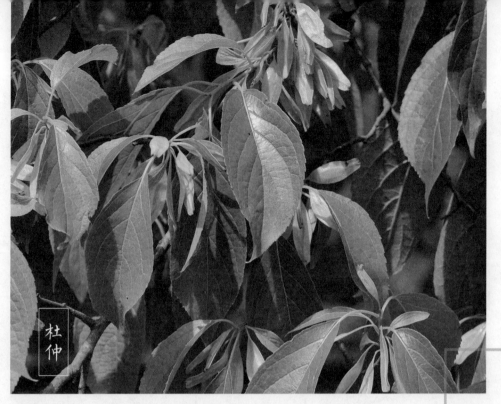

杜仲

催乳汤

党参15克，当归、茯苓、桔梗、穿山甲、王不留行、路路通各10克，通草5克，水煎2次，早晚各服1次。

功效：益气补血，宣通下乳。

主治：产后乳汁少，乳房无胀感伴气血虚弱的全身症状。

猪肝菠菜汤

鲜猪肝100克，菠菜250克，菜净后，先沸水烫片刻，去涩味，切段，猪肝切成薄片，再入锅水烧沸，加入少许生姜、猪油、食盐，煮几分钟后出锅，佐餐常吃。

功效：补血养目。

主治：因气血不足所致头昏眼花，视力减退，夜盲症。

羊肾杜仲五味子汤

杜仲15克，五味子6克，羊肾2枚，羊肾去膜切碎，药布包扎肾，同入砂锅内加水炖至烂熟透后，稍加调味品，于空腹食用。

功效：补肝肾，强筋骨，温肾固精。

主治：胎动不安，高血压。

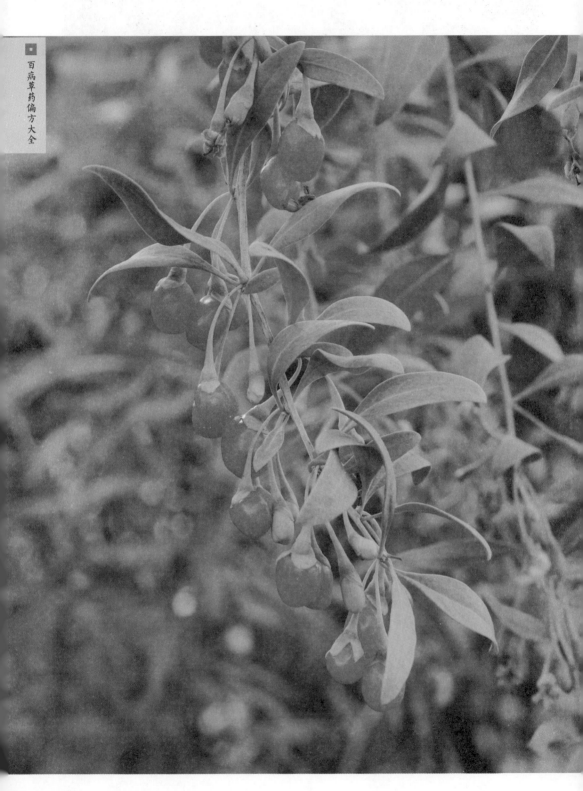

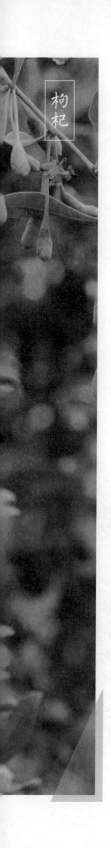

枸杞

大补元煎汤

熟地黄15克，山茱萸、枸杞、杜仲、党参、当归、炙甘草各6克，水煎2次，早晚各服1次。

功效：滋补肝肾，益气养血。

主治：神疲乏力，面色无华，头昏头痛，耳鸣目眩，心悸健忘，腰膝酸软。

鳖鱼滋阴汤

鳖1只（300克以上），枸杞子30克，熟地黄15克，将鳖入沸水中烫死，剁去头、瓜、去甲，去内脏，净后，切小块，入锅，加上药及适量水，武火煮沸后，改用文火煮至肉熟烂即成，顿服。

功效：滋补肝肾，益精明目。

主治：肝肾阴虚所致眩晕耳鸣，双目干涩眼花，腰膝酸软。

当归生姜羊肉汤

当归18克，生姜30克，羊肉250克，当归、生姜洗净，羊肉横切成小块。三者放入砂锅，加水适量，武火沸腾，打去浮沫，改用文火炖至羊肉熟烂，顿服。

功效：补血温中，祛寒止痛。

主治：血虚有寒，形寒畏冷，腹满寒疝，或妇女产后虚寒腹痛。

百合鸡蛋黄汤

百合水煎后，去渣，加鸡蛋黄2枚搅匀，稍煮片刻，温服。

功效：滋润心肺，清热安神。

主治：因心肺阴虚内热所致的心烦不寐，惊悸不宁，神志恍惚不定，坐卧不安。

百合固金汤

生地黄6克，熟地黄9克，麦冬5克，百合、白芍、当归、川贝、甘草、元参、桔梗各
2.5克，水煎2次，早晚各服1次。

功效：养阴清热，润肺止咳。

主治：肺肾阴虚，虚火上炎，咽喉干燥，手足心热，骨蒸盗汗，舌红苔少，脉
细数。

甘麦大枣汤

甘草9克，小麦30克，大枣5～7枚，水煎2次，早晚各服1次。

功效：甘润滋阴，和中缓急。

主治：脏躁，症见精神恍惚，悲伤欲哭，睡眠不安，六神无主，言行失常，哈欠频
发，舌红苔少。

麦冬汤

麦冬30克，党参12克（或人参3克），
半夏6克，甘草3克，大枣10克，粳米
一撮，水煎2次，早晚各服1次。

功效：滋养肺胃，降逆下气。

主治：肺胃阴亏引起的咳逆上气，咳痰
不爽或气逆呕吐，饥而不食，口干咽
燥，手足心热，形体消瘦，舌红苔少，
脉虚数。

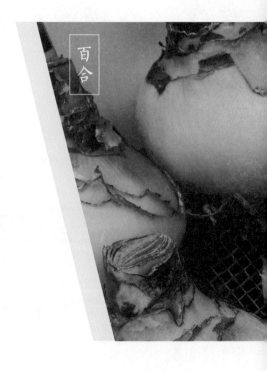

百合

龟肉百合红枣汤

龟肉250克，百合50克，红枣30克，将龟放入盆内，加热至40℃左右，使其排尽尿，宰去头、足，剖开龟壳，除去内脏，洗净，放入瓦锅内，加入百合、红枣，再加水适量，先用武火煮沸，而后改用文火煮至龟肉熟烂，顿服。

功效：滋阴润燥，养血安神。

主治：阴虚血少的久咳，痰中带血。

增液汤

元参30克，麦冬、生地黄各24克，水煎，如大便未通，再服。

功效：滋阴润燥通便。

主治：阴亏津乏，大便秘结，口干舌燥，脉沉无力或细数。

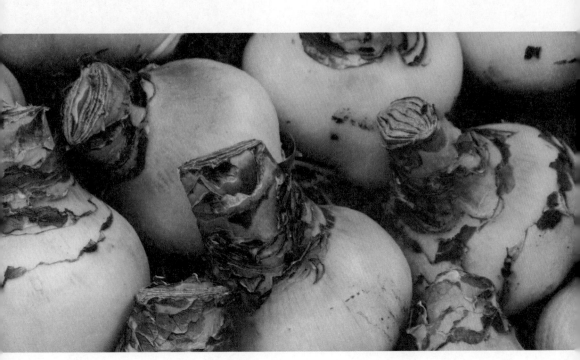

历代补益粥选

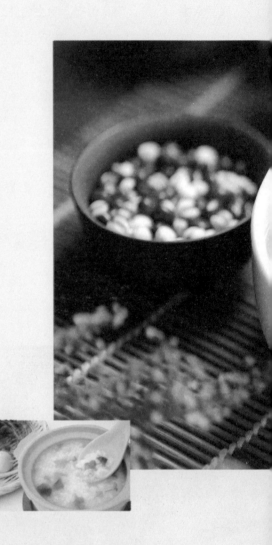

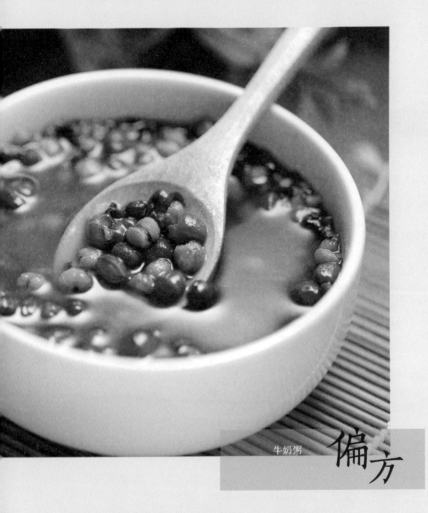

牛奶粥 偏方

牛奶 250 克，粳米 60 克，淘尽米后加水适量，煮至粥将熟时，加入新鲜牛奶，搅匀煮沸后加白糖少许，每日清晨空腹温服。

功效：补益劳损，滋润脾肺。

主治：营养不良，体虚过劳，或产后、病后气血不足，消化道溃疡。

人参粥

人参3克，粳米60克，先将粳米淘尽，人参切片，一并放入砂锅内，加水适量，煮至粥熟，再加入少许冰糖，拌匀食用，每日1次。

功效：补元气，益脾肺，生津，安神。

主治：病后气虚，面色无华，气短懒言，神疲乏力，动则气喘，食欲不振，容易出汗。

荔枝干粥

荔枝干（去壳）15克，粳米60克，共入锅内，加水煮成粥，空腹食之，每日2次。

功效：补中益气，温阳止泻。

主治：胃寒脘痛，脾虚久泄，老人五更泻及妇女产后脾胃虚寒。

牛肉黄芪粥

黄牛肉50克，黄芪30克，糯米100克，生姜、油各适量。每日1次，熬热粥服。

栗子粥：将栗子适量研末备用。每次取栗子粉100克，加适量水，先煮10分钟，再放入粳米100克，煮粥后加入白糖或蜂蜜少许食用。

功效：补肾健脾，强身益寿。

主治：中老年人脾肾不足，体虚弱，腰膝酸软，大便溏薄，但老年有习惯性便秘者慎用。

木耳粥

黑木耳15克，大枣10枚，粳米100克，先泡黑木耳1小时，洗净，淘好粳米，与大枣一起放入锅内，加适量水，煮沸后再加入黑木耳，同煮成粥，早晚餐服之。

功效：补气，益胃润燥，止血。

主治：大病之后或老年人身体虚弱，以及动脉硬化、冠心病、高血压、过敏性紫癜、习惯性便秘、痔疮出血、月经过多等。

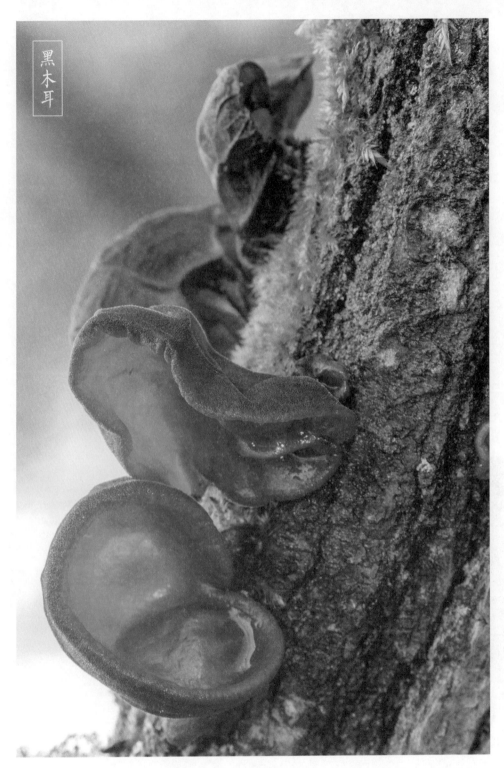

黑木耳

补虚正气粥

炙黄芪30~60克，人参3克（或党参15~30克），粳米60克，先将人参、黄芪水煎2次，去渣，再将2次滤液混匀，分成2份于早晚同粳米煮粥，粥成后加入少量白糖再煮片刻即可，于早晚空腹食之。

功效：补正气，疗虚损，健脾胃。

主治：劳倦内伤，五脏偏虚。

茯苓粳米粥

白茯苓30克（研粉），粳米60克，粳米淘净煮熟，加入茯苓粉，拌匀，熬成粥，于空腹食用。

功效：健脾和胃，利水渗湿。

主治：老年人脾虚火盛，食少便溏，小便不利，水肿胀满，苔白脉沉。

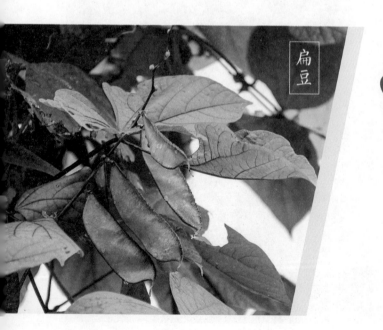

扁豆

炒扁豆淮山粥

炒扁豆、淮山药、粳米各60克，洗净后入锅，加水适量，煮粥，调味服食。

功效：健脾止泻。

主治：脾胃虚寒，食少，久泄。

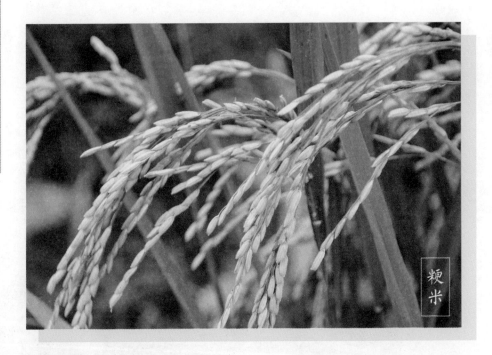

粳米

芡实粉粥

芡实研粉30克，粳米60克，洗净后加水煮粥，将近熟时加入芡粉和少量冰糖，再煮片刻即可，于早晚温服。

功效：健脾止泻，益肾固精。

主治：脾虚泄泻，肾虚遗精。

牛奶粥

牛奶250克，粳米60克，淘尽米后加水适量，煮至粥将熟时，加入新鲜牛奶，搅匀煮沸后加白糖少许，每日清晨空腹温服。

功效：补益劳损，滋润脾肺。

主治：营养不良，体虚过劳，或产后、病后气血不足，消化道溃疡。

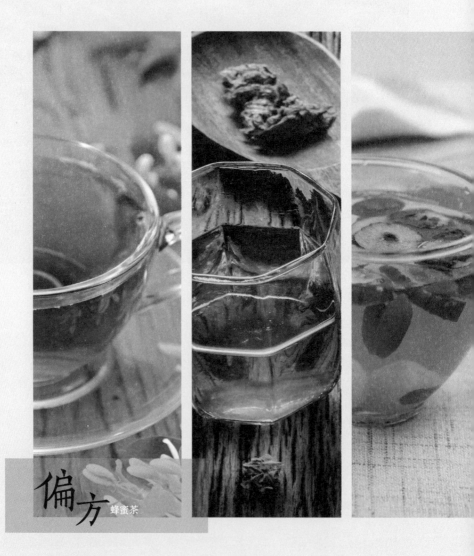

偏方 蜂蜜茶

绿茶2克，蜂蜜25克，冲开水300～500毫升，5分钟后温饮，或煎服亦可。

功效：健脾润肺，生津止渴，利尿解毒。

主治：困倦、乏力、暑渴、多汗、气管炎、支气管扩张、肺结核、低血糖、肝炎、病后嗜睡者。

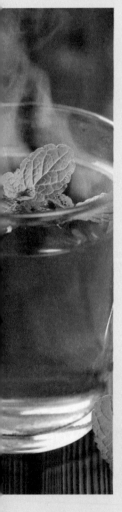
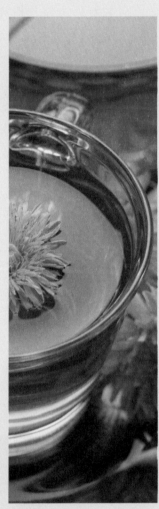

历代补益茶

「选」

历代补益茶选

金银花茶

金银花、土茯苓各10克，菊花、甘草、连翘各5克，水煎当茶饮。

功效：疏风解热，消暑解毒。

薄荷茶

薄荷、香薷各3克，淡竹叶、车前草各5克，水煎代茶饮。

功效：消暑除热，利尿消肿。

菊花茶

白菊花5克，用500毫升开水冲泡。

功效：清热解毒，明目，降压。

主治：头痛，目赤，高血压，热疖。

麦冬茶

麦冬、黄精、甘草各10克，水煎代茶饮。

主治：暑天汗多，体倦，心烦，口渴。

芦根茶

鲜芦根50克，洗净，水煎代茶饮。

功效：有清热解毒，生津止渴功能。

主治：急性热病口渴、小便黄赤。

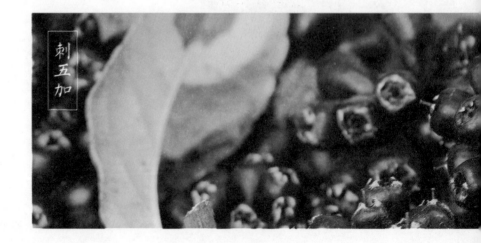

刺五加

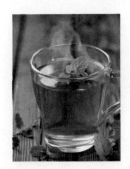

薄荷绿茶

绿茶10克，鲜薄荷数片，沸水冲闷2~3分钟，亦可加入冰块。

功效：消暑，健胃，疏风作用。

何首乌茶

将晒干的何首乌研末，每次16克，温开水冲服代茶饮。

主治：年老体弱，贫血。

人参茶

人参10克（或党参30克），大枣10枚，开水泡15分钟后饮用。

主治：年老体弱，倦怠乏力，气短出汗，记忆力减退，病后虚弱。

刺五加茶

取干刺五加30克，切碎研末，冲沸水浸泡，当茶喝。

功效：增进食欲，强健筋骨，祛风止痛。

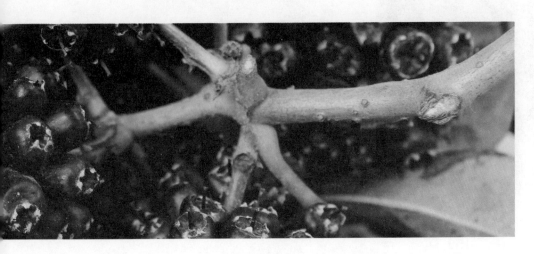

黄精茶

黄精60克，洗净切片，浸泡在沸水中，10分钟后，当茶饮用。

主治：老年人气短乏力、精神倦怠、中气不足。

竹叶茶

鲜竹叶15克，用沸水浸泡，放凉后即可饮用。

功效：清热解毒，增进食欲，帮助消化。

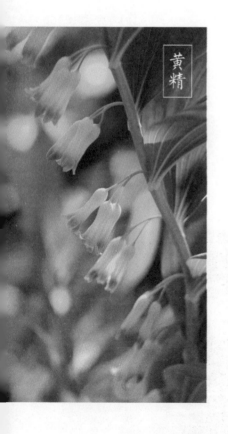

黄精

蜂蜜茶

绿茶2克，蜂蜜25克，冲开水300～500毫升，5分钟后温饮，或煎服亦可。

功效：健脾润肺，生津止渴，利尿解毒。

主治：困倦、乏力，暑渴、多汗，支气管炎、支气管扩张，肺结核，低血糖，肝炎，病后嗜睡者。

红枣茶

红茶2克，红枣25～30克，生姜10克，红枣切开，先浸泡后，加入生姜煮沸5分钟，再加入红茶冲300毫升沸水，温饮。

功效：健脾补血，和胃，助消化，增进食欲。

主治：大便溏泄，贫血，反胃吐食，过敏性紫癜。

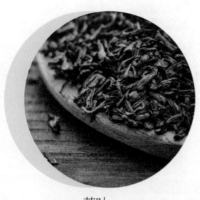

茶叶

党参茶

炙党参15克，茶叶2克（脾胃虚寒者用红茶，高血压者用绿茶），先煎3分钟或沸水泡5分钟（水500毫升）。

功效：益气补血，健胃祛痰。

主治：营养性贫血，慢性支气管炎，白血病。

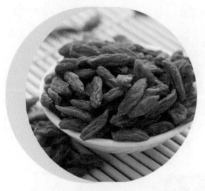

枸杞子

枸杞茶

枸杞子10克，红茶2克，冲开水500毫升，浸泡5分钟后温饮。如有干咳者，改用绿茶，煮3分钟即可。

功效：养肝明目，润肺补肾，养血。

主治：肝炎，肝硬化，视力减退，腰膝酸软，糖尿病潮热盗汗、性欲早退。

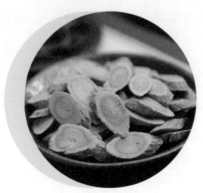

黄芪

黄芪茶

黄芪25克，红茶1克，水500毫升，先煮黄芪5分钟，后加入红茶泡1分钟，温饮。

功效：补气强体，固表止汗，利水消肿，托脓排毒。

主治：体虚表汗，急慢性肾炎，内脏下垂、脱肛、子宫脱垂，慢性肝炎，周围神经麻痹。

绿蛋茶

鸡蛋2个，煮熟后，加入绿茶1克，蜂蜜25克，每日早餐服1次，45日为1疗程。

功效：健脾护肝，利尿排毒。

主治：气血两虚，腰肌劳损，蛋白质缺乏，肺结核。

芝麻茶

芝麻250克，红茶25克，先将250克芝麻炒熟，研末备用，每日按上量加开水500毫升搅匀，分3次温服，但脾虚白带多和牙痛者忌服。

功效：滋养肝肾，润五脏，抗衰老。

主治：肝阴虚头昏，高血压，耳鸣，皮肤枯黄。

甘草茶

绿茶2克，甘草8克，每日1剂，先将甘草加入500毫升水中，煮沸5分钟后加入绿茶，分3次温服。

功效：清热解毒，防治癌症，抗辐射。

蒲公英茶

蒲公英25克，甘草3克，蜂蜜15克，先将前2味药加入500毫升水中，煮沸10分钟，去渣，加入绿茶、蜂蜜，分3次温服。

功效：清热解毒，散结化痈，抗癌。

主治：肝炎。

山楂茶

绿茶2克，山楂片25克，沸水400毫升泡5分钟。

功效：消内积，散瘀血，降血脂、血压。

主治：冠心病、脂肪瘤。

大黄茶

绿茶1克，大黄3克，白糖25克，大黄切片，微火炒至稍变色即可。用时，将大黄等3味药加开水泡5分钟后，分3次服。

功效：行瘀泻下，解痉止血。

主治：高血压，内出血，便秘，牙痛。

一具狗骨炙，研粉，加入
白芷粉 26 克。
鲫鱼头烧研成末，加酱汁
涂之。

方小编

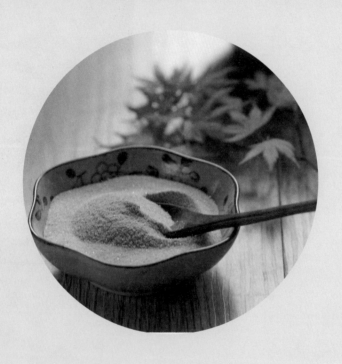

常见病症食疗方 [选]

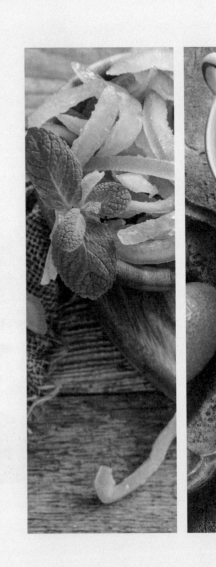

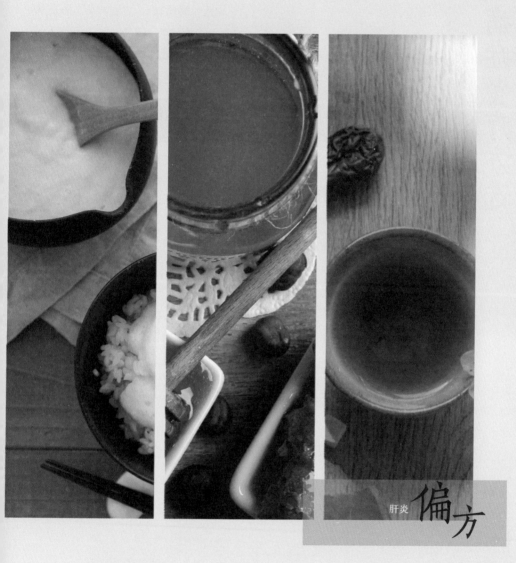

芹菜红枣汤

原料：芹菜 250 克，红枣 15 克，红糖适量。

功效：补脾和胃，解药毒，利尿，退黄。适用于急慢性肝炎、膀胱炎、免疫功能

低下、降胆固醇、泌尿系统感染等病症的辅助治疗。

宜忌：芹菜有降血压作用，故血压偏低者慎用。

常见病症食疗方选

哮喘

糖渍橘皮

原料：鲜橘皮、白砂糖各100~150克。

功效：开胃理气，止咳化痰。

主治：小儿气管炎咳嗽多痰或厌食、消化不良、腹胀嗳气。

萝卜丝瓜汤

原料：萝卜汁12克，生姜、薄荷各3克，丝瓜1条。

功效：凉血，止咳，散风寒。

主治：急性喉炎、声音嘶哑、感冒初起。

腹泻

姜葱茶

原料：绿茶、干姜（或生姜）、葱各3克。

功效：温中止呕，发表散寒，消食化积。

主治：风寒型小儿腹泻。

厌食

鲫鱼生姜汤

原料：鲫鱼1条，生姜30克，陈皮10克，胡椒1克，精盐、葱末各适量。

功效：健脾益胃。

主治：小儿脾虚型厌食。

金橘蒸冰糖

原料：鲜金橘10个，清水200毫升，冰糖适量。

主治：痰湿内阻型小儿食欲减退、体倦力乏。

遗尿

鸡肠粉

原料：公鸡肠1副。

功效：温肾止遗。

主治：小儿遗尿。

感冒

姜枣粥

原料：生姜10克，大枣10枚，粳米100克。

功效：止咳平喘。

主治：哮喘，胸闷不适、气急、痰多质稀色白者及流行性感冒、上呼吸道感染。

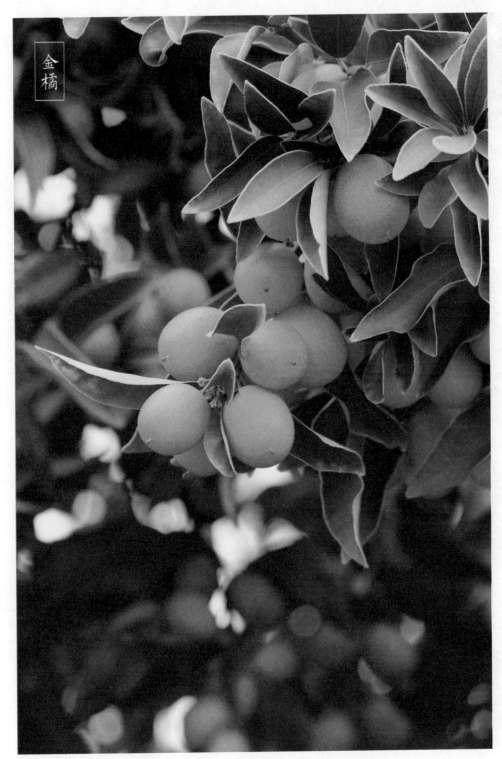

金橘

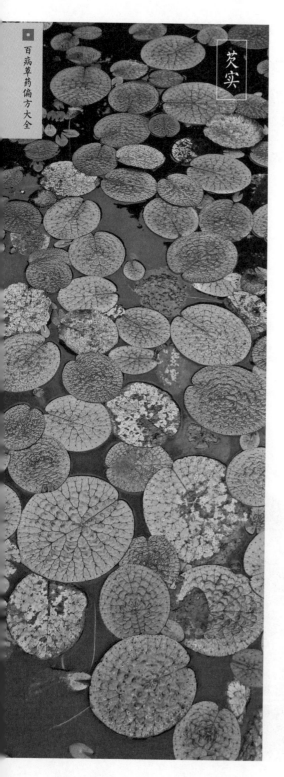

百病草药偏方大全

芡实

宜忌：不宜与黄瓜、萝卜、维生素K、动物肝脏同食。

慢性胃炎

牛奶山药糊

原料：牛奶250克，山药、面粉各30克。

功效：补脾益胃，健脾止泻。

主治：慢性肠胃炎。

便秘

蒸蜂蜜

原料：蜂蜜100~150克。

功效：润肺补中，滑肠通便。

主治：慢性胃炎、肠燥、便秘、胃和十二指肠溃疡，可使溃疡面缩小或逐渐消失。

宜忌：不宜与豆腐、韭菜同食。

高血压

海带莲藕粥

原料：海带30克，莲藕50克，粳米100克，盐3克。

功效：软坚散结，降血脂。

主治：冠心病、高血压及动脉粥样硬化。

冠心病

百合炖兔肉

原料：兔肉250克，百合、三七、生姜、葱各10克，盐3克，酱油、料酒各20毫升，味精2克。

功效：清心安神，消肿定痛。

主治：冠心病。

宜忌：寒湿痰盛、大便溏泻、肾阳衰退忌用。

肾炎

红枣益脾糕

原料：红枣糕。

主治：浮肿消退、面色无华、食欲减少、失眠多梦等的气血不足型慢性肾炎。

神经衰弱

莲子桂圆汤

原料：莲子（去心）、茯苓、芡实各10克，桂圆肉15克，红糖适量。

功效：补心健脾，养血安神。

主治：平素劳神过度、心脾两虚所致的心悸怔忡、失眠健忘、乏力肢倦、虚汗频出，以及各种贫血、神经衰弱等病症。

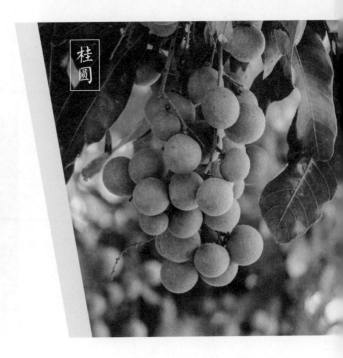

桂圆

失眠

猪心枣仁汤

原料：猪心1个，茯神、酸枣仁各15克，远志6克。

功效：补血养心，益肝宁神。

主治：心悸不宁、失眠多梦、记忆力和智力减退。

肝炎

芹菜红枣汤

原料：芹菜250克，红枣15克，红糖适量。

功效：补脾和胃，解药毒，利尿，退黄。

主治：急慢性肝炎、膀胱炎、免疫功能低下、降胆固醇、泌尿系统感染等病症。

宜忌：芹菜有降血压作用，故血压偏低者慎用。

乳腺炎

母猪蹄通草羹

原料：母猪蹄2只，通草6克，白果仁酒。

功效：消炎，收敛。

主治：乳腺炎患处溃烂。

甲状腺肿大

海藻酒

原料：海藻500克，黄酒1000毫升。

功效：消痰结，散瘿瘤。

主治：缺碘性甲状腺肿大、高脂血症。

痔疮

清热猪肠汤

原料：马齿苋150克，蒲公英50克，败酱草25克，猪大肠250克，食盐少许。

功效：清热解毒，润肠降燥通便。

槐花煲猪肉

原料：槐花30克，猪瘦肉100克。

主治：痔疮出血。

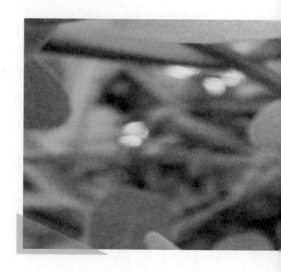

葱衣汤

原料：葱衣（葱白的表皮）100克。

功效：活血祛风、解毒消肿、发汗解表。

主治：疝气久治不愈。

蘑菇炖鸭

原料：蘑菇500克，鸭1只（约1000克），紫苏10克，其他佐料适量。

功效：补虚散邪，理气通窍。

主治：肺脾气虚之慢性鼻炎。

原料：干百合30克，净老雄鸭1只，姜、葱、食盐、酒各适量。

功效：滋补肺肾。

主治：慢性咽炎。

百合炖香蕉

原料：百合15克，去皮香蕉2条，冰糖适量。

功效：养阴润肺，生津润燥。

主治：肺阴亏虚型扁桃体炎。

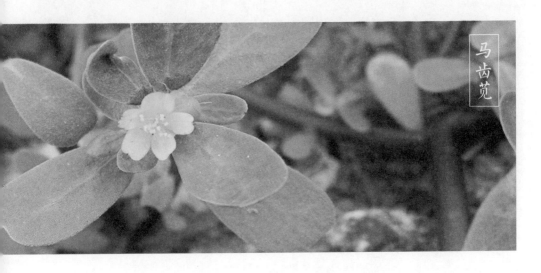

清蒸枸杞桂圆

原料：枸杞子30克，龙眼肉20克。

功效：滋养肝肾，养血明目。

主治：老年白内障。

马齿苋

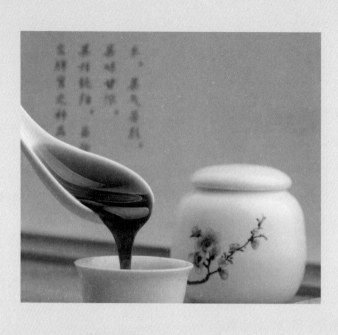

附一：中草药知识简介

一 初识中草药，要掌握不同药用部位的采集季节

如全草类应在开花期采集，只割取地上部分。个别也有只采嫩苗的药；

药用根茎类的，宜于秋后春前采集，因此时养分多，药力足，质量好；

药用树皮的，以春季或初夏采集为好，因此时树皮内水分多，易剥离；

药用叶类的，宜于花将开或盛开时采集，只有桑叶应在落叶时采收；

药用花类的，宜于含苞或开放盛开时采集，最好是晴天，以便晾晒干燥；

药用果实的，则应待果实成熟时采集；

药用种子的，应待果实熟透时采集或果实在开裂前采集。

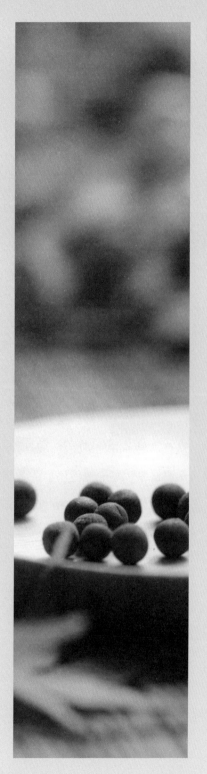

二 要重视保护中药资源

爱惜生态药物，决不可只顾一时、一己，不可滥挖，应做到合理安排，既考虑当前需要，又要考虑长远利益。

用多少，采多少，留根保种，尽量不要连根拔，以备留种繁殖。

如采集树皮时，不宜整圈剥下。

采集树根时，防止伤及主根，以免造成植株枯萎。

对本地较少的野生品种，应引种移植，利用适宜的边角地栽种或创造条件建立"百草园"，以便长远所需，随时采用。

三 对所采中草药进行加工处理

要根据不同药品质量和治疗上的要求，对所采中草药进行不同程度的加工处理，洗净泥沙，捡去杂质，切制后宜充分干燥，防止霉蛀变质。

有的药品还要进行除毒或减毒处理，如生半夏刺激喉咙，须用生姜、明矾腌制，方可使用。又如何首乌生用能通大便，经蒸煮后，改变了通便成分，从而增强了滋补的功效。

苦味药多有燥湿等作用。
咸味药多有泻下、散结等作用。
有些药还具有淡味，
淡味药多有利尿渗湿等作用。

四 要了解药物性能，根据临床实践经验，应对药物不同药性有所了解

药有寒、热、温、凉四种不同的药性，带温药为热药，带寒药为凉药，其中又有不温不凉为平性药，其作用较缓和。一般说来，能治热性病症的药物，具有寒性的性质；能治寒性病症的药物，具有温热的性质；例如患急性扁桃体炎的人，出现高热、口渴咽喉肿痛等热性症状，服了蒲公英后，则热退病愈，说明蒲公英是寒性的中草药。又如因淋雨受凉，畏冷，面色发白，喝了一碗生姜汤，则汗出病解，说明生姜是温性散寒气的中草药。总之，治疗热性病症，应用寒凉药；治疗寒性病，应用温热药，此为中医用药的基本原则。

五味是指辛、酸、苦、甘、咸五种味道。辛味药多有发散行气等作用。酸味药多有收敛作用。甘味药多有缓和、调补等作用。苦味药多有燥湿等作用。咸味药多有泻下、散结等作用。有些药还具有淡味，淡味药多有利尿渗湿等作用。

气和味是相互联系的，药物气同味异、味同气异及一气兼有数味的情况，这些不同性味均有不同的性能和功效，在用药时，除掌握共性外，还应掌握各种药的不同性质及其治疗作用。

五 要掌握用药剂量

用药时应对病情轻重、病程长短、体质强弱、年龄大小、性别、气候等具体分析，全面考虑。如老弱幼妇病人用药量宜少；药性猛或有毒药，应从小剂量开始，逐渐增加，体虚有火病人则不宜应用；过于苦寒的药，多用会伤及肠胃；辛温大热的药，体虚有火病人则不宜应用；破气破血、散瘀泻下的药，孕妇忌用。夏天，辛温大热的药宜少用；冬天，苦寒的药宜少用。此外，花、叶等质地较轻的药，用量不宜太大。矿石、贝壳等质重的药宜加大剂量。芳香药宜用少量。

凡能采到新鲜的药，尽量鲜用。汤剂药内服吸收快、见效快，普遍使用。

煮药时间和火力，要根据药性而定，如挥发性药不宜久煎，治感冒药，煎煮10分钟左右即可，薄荷应最后加入，只煎5分钟就行。有的药，煮前宜敲碎（如矿石、贝壳类），有的要先煮（如磁石、石膏、龟板等），有的要另包（如车前子、枇杷叶），以免刺激咽喉，引起咳嗽。

一般而言，大多数中草药都是煎2次，服2次。每次煎20～30分钟。半空腹服最好。有的中草药要煎2次，煎后混合药液，2次分服。一般要煎（炖）前洗1次，加水先浸泡20～30分钟，而后，加水煎30分钟。第二渣再加水煎20分钟左右，倒出药液，趁温口服。

胃药通常都在饭后服，驱虫药和泻下药大多于空腹服，必要时亦可冷服。镇静催眠药则临睡前服。急病应随时服。汤剂多温服。热病亦可冷服，以防吐掉。祛寒药，病人有烦躁时，最好冷服。治感冒（风寒型）的发散风寒药，应趁热服后盖被，以使出汗。

总之，随症而变，灵活运用。

附二：相宜相忌的药物与食物

● 一 相宜药物

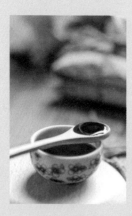

人参与山药——提高免疫力，降低胆固醇。

芪芪与猪肉——益气和中，强身补血。

丹参与鲫鱼——活血温经，补虚健脾。

白术与枸杞——健脾养肾，稳定血糖。

苍术与陈皮——化积和胃，益脾止呕。

茯苓与猪肝——补血明目，健体强身。

首乌与鸡蛋——益精血，抗衰老，长黑发。

甘草与山楂——化痰消食，活血收敛。

黄连与鲢鱼——清热燥湿，益智降脂。

生地与鸭肉——滋阴养胃，清热利水。

紫苏与黄连——降逆止呕，散寒宽胸。

麦冬与天冬——滋阴生津，清热降火。

厚朴与麦芽——消暑利湿，化积健胃。

二 服药忌食

鳖甲忌食苋菜；常山忌食生葱和生菜；

黄连、胡连忌食猪肉和冷水；

土茯苓和威灵仙忌食面汤和茶；

苍术、白术忌食桃、李、雀和青鱼；

紫苏、天冬、丹砂和龙骨忌食鲤鱼；

巴豆忌食芦笋、酱、豆豉、冷水及野猪肉；

菖蒲、半夏忌食羊肉、饴糖和羊血；

丹砂和轻粉，忌食猪血；

甘草忌食菘菜、猪肉和海菜；

牡丹忌食元荽和蒜；

藜芦和细辛忌食狸肉和生菜；

地黄和首乌忌食葱、蒜、萝卜、猪血；

商陆忌食狗肉。

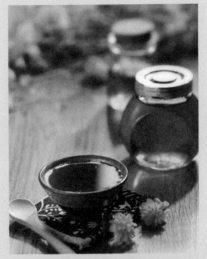

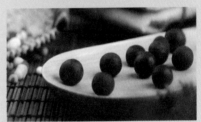

三 药物与食物七反

蜜反生葱。

柿反蟹。

甘草反芫花、海藻、大戟、甘遂。

大戟反海藻、芫花。

乌头反瓜蒌、半夏、贝母、白及、白蔹。

藜芦反沙参、丹参、人参、细辛、芍药、狸肉、玄参、苦参。

河豚反防风、菊花、荆芥、乌头、附子、桔梗、甘草。

四 相克的食物

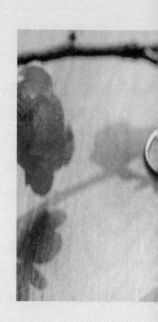

胡萝卜不宜与白萝卜、辣椒、番茄、白酒、醋同食；

白萝卜不宜与橘、柿、葡萄、苹果、木耳同食；

黄瓜不宜与辣椒、番茄、花生同食；

虾不宜与番茄同食；

葱与蒜同食会刺激消化道；

鸡肉与芹菜、芥末同食可伤精损气，与芝麻、菊花同食可

导致食物中毒；

兔肉不宜与橘子、芹菜、鸭肉同食；

狗肉与大蒜同食有可能导致胃肠穿孔；

啤酒不宜与白酒、腌熏烤食物、肉汤、火锅汤同食，亦不

宜与蚬、蛤、毛蚶同食；

白酒不宜与桃、柿子、茶、咖啡、韭菜、汽水同食；

茶不宜与鸡蛋、肉、豆腐同食；

豆浆不宜与蜂蜜、鸡蛋、菠菜、葱同食；

牛奶不宜与红糖、石榴、葡萄、山楂、柿子同食；

蜂蜜不宜与葱、蒜、韭菜、小米、豌豆同食；

牛肉不宜与韭菜、板栗、鲶鱼同食；

羊肉不宜与茶、醋、南瓜、西瓜同食；

猪肉不宜与豆类、百合、菱角同食；

猪肝不宜与菜花同食；

香蕉不宜与红薯、土豆、哈密瓜同食；

柿子不宜与红薯、山楂、山药、板栗同食；

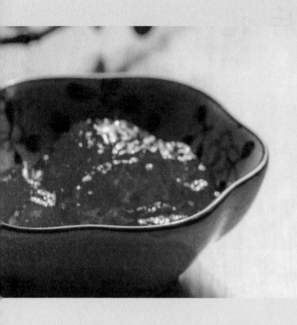
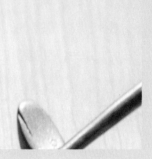

螃蟹不宜与茄子、花生同食；

红薯不宜与燕麦同食；

鲤鱼不宜与腌菜同食；

玉米不宜与田螺同食；

核桃不宜与糖同食；

驴肉不宜与金针菇同食；

甲鱼不宜与蕨菜、芹菜同食；

茄子不宜与辣椒、番茄、马铃薯同食；

李子不宜与鸡肉同食。

编者按：本节中不宜同食的不同食物，或是民俗经验，或是收载于古医籍，笔者认为其观点有可取之处，故收录于本书，供读者参考。科学、合理的饮食搭配，可预防疾病，有利健康，避免无营养甚至对人体有害的食物搭配，杜绝不必要的伤害发生。

后记

《百病草药偏方大全》，经几十年来搜集、寻觅、追踪、考证、验证，终于从 3000 多原方中，整理选编出 1600 多方，现分类出版，供读者参考。

我的父辈、爷辈，曾是闽北名老中医，给我留下了许多古老的医著和手抄本，这些都是他们从医一辈子的心得，其中不少是具有珍贵价值的偏方、秘方、单方，是我编写这本书的可靠基础。

其次，出于自己对祖国医药学的热爱和弘扬继承的执着追求，我在走中西医结合的道路上，从不放弃对散落在民间方药的收藏和观察应用，这或多或少也为丰富本书的内容提供了有益的帮助。

本书的出版，得到了许多同仁的支持、鼓励，特别是得到福建科学技术出版社的鼎力支持和亲切关怀。在此，谨表深沉的谢意。同时，我要深深地感谢李敏、李乃卿导师不顾 90 高龄为本书审稿，并给出了详细的意见。

由于个人水平所限，书中错漏之处在所难免，敬望医药界同仁斧正。

陈谦 于 2017 年 10 月 1 日

《百病草药偏方大全》读者调查表

尊敬的读者：

首先感谢您购买本书。为了更好地服务于您，特设计此表。请花几分钟时间填好此表（在编号框上打"√"）回复给我们，我们将赠送您一套精美书签，您还可享受一次我社全品种图书8折优惠（免邮费）。**您所写的答案仅供分析之用，个人资料绝对保密**。谢谢您的支持！

1. 您为什么购买此书

①家庭常备方药书　　②中医药院校师生　③基层草药医生

其他 _____（请填写）

2. 您觉得书中的目录顺序应按照

①中西医不分开，按照人体系统划分

②中西医分开，常见病症在前，不常见的病症在后

其他 _____（请填写）

3. 您觉得图片最好是

①饮片图　　　　　②植物图　　　　　③手绘图

4. 书中药方下备注的编者按，您觉得

①有必要　　　　　②没必要　　　　　③无所谓

5. 书中的医案视频，您觉得

①有必要　　　　　②没必要　　　　　③无所谓

6. 书中的偏方，您觉得

①应更多些　　　　②刚好　　　　　　③应更少些

7. 本书的版式，您觉得

①好看　　　　　　②一般　　　　　　③不满意

若觉得不好看，理由是 _____（请填写）

8. 本书的定价，您觉得

①性价比高　　　　②可接受　　　　③太贵了些

9. 影响您购买本书的因素有

①开本大小 ②图片精细度 ③印刷用纸 ④书价 ⑤被封面吸引 ⑥被书名吸引

其他 _____（请填写）

10. 您如有其他意见或建议，写于空白处或另附纸寄出。

回复方法：

①剪下本表，装入信封后寄至：福建科学技术出版社 健康编辑室（福州东水路76号，邮编350001）

②回电至 0591—87538270，说出以上问题您所选的答案以及您对这本书的宝贵意见。

记得在划线处留下您的地址，那是您享受购书优惠的依据，也便于我们邮寄书签给您。

您的联系方式_____